KB053280

Nutrient Therapy

만성병
난치병

영양치료

만성병·난치병

영양치료

지 은 이 | 김상원
펴 낸 이 | 김원중

편 집 주 간 | 김무정
기　　　획 | 허석기
편　　　집 | 손광식
디 자 인 | 옥미향
제　　　작 | 박준열
관　　　리 | 차정심
마 케 팅 | 박혜경

초 판 인 쇄 | 2019년 10월 24일
2 쇄 발 행 | 2020년 1월 15일

출 판 등 록 | 제313-2007-000172(2007.08.29)

펴 낸 곳 | 도서출판 상상나무
　　　　　상상바이오(주)
주　　　소 | 경기도 고양시 덕양구 고양대로 1393 상상빌딩 7층
전　　　화 | (031) 973-5191
팩　　　스 | (031) 973-5020
홈 페 이 지 | http://smbooks.com
E - m a i l | ssyc973@hanmail.net

ISBN 979-11-86172-57-5(03510)
값 15,000원

* 잘못된 책은 바꾸어 드립니다.
* 본 도서는 무단 복제 및 전재를 법으로 금합니다.

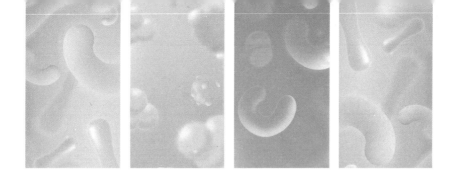

만성병 / 난치병
영양치료

김상원 | 지음

Nutrient Therapy

상상나무

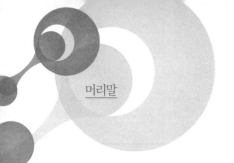

나와 가족의 건강을 위한 필독서가 되길

현대의학의 눈부신 발전과 최첨단 치료법의 개발과 보급에도 불구하고 각종 난치병, 만성병 환자들의 수가 날로 증가하고 있다. 참으로 아이러니한 일이다.

문제는 이 질병들로 인한 엄청난 의료비 지출이 환자와 가족들을 괴롭히고 있다는 점이다. 점점 늘어만 가는 의료비가 국가적 재난으로 대두될 것이라는 우려의 목소리가 높아져가고 있다.

세계보건기구는 보건의료 재정의 공평성 지표 중 하나로 가용 소득의 40% 이상을 의료비로 지출하는 경우를 재난적 의료비로 정의하고 있다.

이런 '만성질환 재앙'에 대한 경고는 이미 지난 2005년 세계보건기구(WHO)가 각국의 사망 통계를 분석해 발표한 '만성질환 글로벌 보고서'

에서 본격적으로 등장했다.

당시 보고서에는 "심장병과 뇌졸중, 암, 당뇨병 등으로 연간 350만 명이 죽어가고 있으며, 이는 전체 사망자의 60%에 해당한다."라고 발표됐다. 만성질환의 위험성을 경고한 것이다.

요즘 모두가 100세 시대를 눈앞에 두고 있다고 한다. 그런데 이런 현대의학의 한계를 보완할 수 있는 방법을 찾지 못하면 환자 수는 기하급수적으로 늘어나게 될 것이 뻔하다.

필자는 만성병, 난치병을 앓고 있는 환자들을 만날 때마다 현재 치료를 받고 있는 현대의학의 한계를 보완하려면 손상된 혈관과 신경세포를 살리는 데 주력하라고 자신 있게 조언한다.

이는 교과서에서 얻은 지식이 아니고 나 자신의 오랜 투병 생활과 2만 5000여 명의 환자들을 관리하면서 얻은 지혜이기 때문이다.

인체 혈관을 모두 합한 길이는 약 100,000㎞다. 이는 지구 두 바퀴 반에 해당하는 실로 엄청난 길이가 아닐 수 없다.

신경세포의 길이도 72㎞나 된다. 아무튼 자신이 앓고 있는 질병이 어떤 종류든 간에 만성화되었다면 먼저 혈관을 확장하여 피가 잘 통하게 해주고 신경전달이 잘 되도록 손상된 혈관과 신경세포를 살리는 데 주력하라는 것이 내가 주장하는 건강관리의 핵심 포인트이다.

인체의 어느 장부, 어느 기관이나 다 자생력을 가지고 있기 때문에 혈액이 잘 통하고 신경전달이 잘 되면 근본적인 치유가 일어나게 되는 것이다.

우리 몸 전신에 퍼져있는 혈관을 자동차가 다니는 도로와 비교해서 생각해보자. 건강한 사람의 혈관 상태를 4차선 도로라고 한다면 질병의 만성화 정도에 따라 3차선, 2차선, 1차선으로 좁아져 있다고 보면 된다. 혈관이 굳어지고 좁아져 1차선 상태에 이르면 모세혈관 같은 말초혈관은 거의 막히게 된다. 혈관이 좁아져 혈액이 잘 통하지 않는 부위는 통증도 문제지만 아프지 않더라도 조이는 듯한 압박감이 있거나 다른 부위보다 체온이 낮다는 것이 의학적으로 증명되고 있다.

필자가 저술한 이 책에는 만성병, 난치병을 앓고 있는 환자들의 공통점인 1~2차선과 같이 좁아져 있는 혈관을 3차선, 4차선으로 되돌릴 수 있는 방법이 제시돼 있다.

필자가 1999년도에 처음 쓴 『천연산물의 비밀』을 시작으로 몇 권의 책을 펴냈는데, 그동안 쓴 책들의 결정판이라고 말하고 싶다. 점점 더 많은 환자들을 대하고 천연식물들을 대하면서 내용이 더 한층 업그레이드된 것이다.

이 책은 누구보다 목, 허리, 어깨, 무릎, 고관절 부위에 나타나는 만성적인 통증에 시달리는 사람들에게 큰 도움이 될 것이다.

특히 여러 번의 수술과 시술을 받았음에도 증상이 여전하거나 통증과 저림, 마비감 등 심한 후유증을 겪고 있는 사람들은 신경수초(신경세포 보호막)에 대한 설명만 봐도 안도의 한숨을 쉬게 될 것이다.

신경세포 보호막인 수초는 마치 전기선을 감싸는 피복처럼 신경을 둘러싸고 있으며 중요한 신경일수록 두껍게 형성되어 있다. 신경수초의 구성 성분은 약 3분의 2가 레시틴이라는 천연물질이다. 좁아져 있는 혈관을 넓혀주고 레시틴을 충분히 공급해주면 통증은 물론 기억력, 인지기능, 민첩성(운동의 목적에 따라 신체를 신속히 조작하는 능력)도 향상된다.

고혈압, 당뇨를 오래 앓아 만성신부전증, 협심증, 망막증, 뇌혈관질환 등의 합병증으로 시달리는 이들에게도 큰 도움이 될 것이다.

각종 난치성 만성질환으로 치료를 받고 있음에도 증세가 점점 더 악화돼 가거나 암 수술 및 항암 치료 후 저체온증으로 고생하는 환자들, 그리고 뇌혈관 심혈관 수술, 스텐트 시술 등의 응급치료를 받았거나 치매를 앓고 있는 이들에게 혈관과 신경수초를 회복시키는 방법을 알려주는 이 책의 가치는 아무리 강조해도 지나치지 않을 것이다.

약의 부작용에 대해 잘 알지만 10~20년 동안 약을 끊지 못해 전전긍긍하고 있다면 책 뒤편 부록까지 찬찬히 살펴보기를 권한다.

불통즉통 통즉불통(不通則痛, 通則不痛)이란 말이 있다. 통하지 않으면 아프고, 통하면 아프지 않다는 뜻으로 『동의보감』에 나오는 말이다.

모쪼록 필자 입장에선 이 책이 만성질환으로 고생하는 수많은 환자들에게 도움이 되고 의문을 해소해주는 건강서가 된다면 더 바랄 것이 없다.

필자 입장에서 독자들에게 당부하고 싶은 것이 있다면 약도 정량을 다 먹고 나서야 효과를 기대할 수 있는 것처럼 이 책의 진가도 다 읽은 후에야 내릴 수 있다는 것이다.

아무리 바쁘더라도 자신의 건강, 가족의 건강을 위해 끝까지 꼭 정독해 주시기를 바라마지 않는다.

2019년 부산 오륙도에서 **김 상 원**

목차

Nutrient
Therapy | Part 3_

중요 장기 신장을 살핀다

Nutrient
Therapy | Part 4_

영양으로 개선되는 자가면역질환

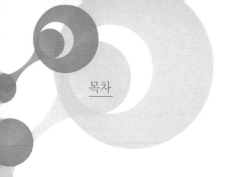

목차

Nutrient Therapy | Part 5_

대사증후군·부정맥·당뇨 합병증의 영양 치료

Nutrient Therapy | Part 6_

건강 칼럼

Nutrient Therapy

Part 7_
천연산물로 만든 생약 16

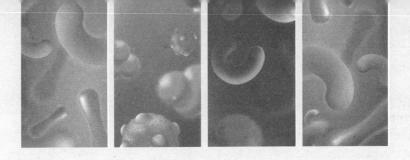

Nutrient
Therapy Part 1_

영양 치료로
혈관과 신경을 살려라

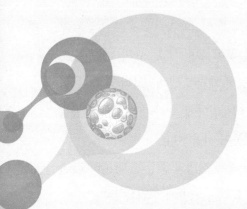

대체 의약품은 식품과 약품의 중간 성질을 갖고 있어서 현재 복용하고 있는 약을 줄이거나 끊을 수 있게 해주는 매개체 역할을 해주게 된다. 또 의약품과 달리 퇴행으로 손상된 세포를 회복시켜주고 자생력과 면역력을 높여주는 역할을 하기 때문에 기존의 약이 하지 못하는 기능을 해주는 것이다.

01

'만성병, 난치병' 영양 치료를 시작하며

치료(therapy)의 의미를 사전에서 찾아보면 치료, 요법, 정신치료, 치료학, 임상학, 치료법 등으로 나와 있어 개념이 광범위하다는 것을 알 수 있다. 필자가 창안한 영양 치료는 대체의학에 속하며 여기에는 약품과 식품의 중간 역할을 하는 기능성 식품이 사용된다.

서문에서도 언급했지만 영양 치료의 경우 질병의 종류를 막론하고 손상된 혈관과 신경수초(신경 보호막)를 살리는 처방에 중점을 둔다.

온몸에 펼쳐져 있는 혈관에 대해 잠깐 살펴보면 심장에서 혈액이 나가는 혈관인 동맥과 심장으로 들어오는 혈관인 정맥, 그리고 동맥과 정맥을 연결하는 모세혈관이 있다.

이 모든 혈관을 합치면 총 길이가 약 10만㎞ 정도가 되는데 이것은 지구 두 바퀴 반에 해당하는 실로 엄청난 길이이다.

혈관의 역할도 중요하지만 뇌의 명령을 각 기관에 전달하는 신경의 역할도 매우 중요하다. 신경은 뇌의 명령을 신체 각 기관으로 전달하고 뇌로 전해져야 하는 정보를 전달하는 역할을 하며 길이도 72km나 된다. 그 안에 흐르는 전기신호는 무려 시속 400km에 달한다.

그러므로 어떤 종류의 질병이든 만성화되었다면 혈관을 확장하여 피가 잘 통하게 해주고 신경전달이 잘 되도록 만들어 주는 것이 매우 매우 중요하다.

예컨대 목, 허리, 어깨, 무릎, 고관절 부위에 나타나는 통증이 만성화되었거나 치매, 뇌경색, 폐섬유화, 간경화 등 심각한 질환이나 가볍게 여기는 무좀이라도 손톱 발톱이 두꺼워졌거나 얇아져 잘 부서지거나 색깔이 까맣게 변했다면 더 이상 증상 치료에만 매달리지 않아야 한다.

전신에 분포되어 있는 혈관과 신경이 인체의 모든 장기와 조직으로 잘 통할 수 있도록 만들어주면 피부, 손톱, 발톱, 모발 등 외부로 드러나는 부위는 2개월 정도면 건강하고 윤기 있는 피부와 모발, 손발톱으로 변하는 것을 보게 될 것이다.

뇌나 심장 등에 피를 공급하는 혈관이 막혔을 때 이를 넓혀주는 스텐트(금속 그물망)를 넣어 혈관을 넓혀주거나 새로 혈관을 이어주는 치료를 하게 된다.

그런데 이런 시술이나 수술을 받았다면 필자 입장에서는 영양 치료를 적극 권한다. 인체의 약 10만km에 달하는 몸 전체 혈관 가운데 극히 일부분을 치료한 것에 불과하기 때문이다. 시술이나 수술을 받은 후에는 혈전용해제와 아스피린 등을 복용해야 하는데, 이는 위장관 출혈 등 약의 부작용도 만만치 않지만 효과도 한계가 있어서이다. 필자의 지인 중에 심혈관에 스텐트를 22개나 넣은 사람도 있다.

영양 치료에 사용하는 제품은 비타민과 미네랄도 96% 이상이 천연성분이지만 그럼에도 불구하고 통증을 비롯한 다양한 증상들이 함께 호전되는 효과를 보게 된다.

이는 근육이완제나 소염진통제와는 차원이 다르다. 근육이완제는 근육의 경직을 이완시켜 통증을 감소시키고 소염진통제는 혈관을 수축시키고 혈류를 차단한 상태에서 효과를 나타내지만 영양 치료는 혈관과 신경이 잘 통하면서 효과를 나타내기 때문에 다양한 증상들이 같이 회복된다.

그렇다면 독자 여러분은 영양 치료가 어떻게 질병을 치료하는지 납득할 만한 이유와 구체적인 치료법을 말해보라고 내게 요구할 것이다. 나역시 이에 대한 확고한 답변과 방법을 알기에 이 책을 쓰게 된 것이기도 하다. 그 이야기를 이제부터 차근차근 해 드리려고 한다.

다소 지루하더라도 독자 여러분은 이 책의 맨 끝장까지 정독하길 권해드린다. 이는 건강에 대한 다양한 지식을 얻고 여러분도 건강한 삶에 한 걸음 더 다가갈 수 있다고 믿기 때문이다.

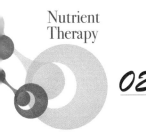

Nutrient
Therapy

02

만병 백화점이었던 필자의 투병기

모든 것에는 원인가 결과가 있다. 필자가 건강 연구가가 되기까지는 그냥 된 것이 아니다. 내세울 만한 스펙이나 자랑할 것이 하나도 없는 필자이건만 이 책을 쓰기까지는 파란만장한 인고의 세월이 있었다.

필자는 부산 수정동이 고향이고 출생지다. 어머니가 일찍 돌아가시고 아버지도 중학교 1학년 때 돌아가셔서 매우 힘들고 어려운 어린 시절과 학창 시절을 보냈다. 더구나 외아들이라 정을 붙일 만한 가족도 친척도 없었다. 나의 중고등학교 무렵이 1960년대였는데 모두들 가난하고 못 살던 시기였다. 이때는 끼니를 걱정해야 하는 사람이 참 많았다. 나 역시 보살핌을 받지 못했기에 영양을 충분히 섭취하지 못한 채 성장했다.

이런 이유에서였을까. 나는 어렸을 때부터 유독 건강에 문제가 많았다. 몸이 아파 약을 복용하면 몸이 아픈 것보다 약으로 인한 부작용으로 더 고생을 할 정도로 약에 예민했던 사람이었다. 한마디로 특수 체질이라고 할 수 있었다.

이런 사람이 현재 만성질환을 가지고 있는 2만5000여 명의 환자들을 관리하고 있다니 참 재미있고 한편으론 얼마나 아이러니한지 모른다. 그러나 결론적으로 말하면 예민한 내가 스스로 개발한 약들의 임상실험 도구가 되었기에 현재까지 이를 수 있었다. 이것을 생각하면 이런 몸을 주신 부모님께 감사해야 하는 것이 아닌지 모르겠다.

효과가 담보되지 않은 새로 만든 약을 임상용으로 과연 누가 먹어보겠는가. 나 아니면 안 되는 부분인데 나 스스로가 약에 예민하니 내가 나를 너무나 정확하게 잘 알 수 있어 약효를 느끼기엔 최고였다. 그래서 내가 민감하게 느끼는 부분들을 나만의 감으로 잡아내고 또 치료하며 발전시켜 왔던 것이다.

여기서 한 가지 더, 보너스까지 있었다. 나는 음식도 체질에 맞지 않는 음식을 먹으면 바로 약 부작용 못지 않은 불편을 겪어야 하는 특수 체질이었다.

게다가 25세 때 사고로 흉추(등뼈)를 다치면서 건강이 급격히 나빠졌는데, 그 이후로 머리, 목, 등줄기를 엄습하는 경련과 통증을 견뎌내는 일이 일상이 되어 버렸다. 흉추(등뼈)를 다쳤지만 당시에는 그렇게 많이 아프지 않았고 엑스레이상에 나타나지 않아 방치한 것이 나중에 두고두고 큰 화근이 된 것이다.

통증이 조금씩 더 심해졌고 심한 피로감과 두통까지 겹쳐 정밀 검사를 받아본 결과 흉추 7번과 9번에서 압박골절이 발견됐다. 경추 2번과

3번 사이 디스크가 튀어나와 신경을 누르고 있었다. 흉추압박골절을 방치한 것이 목 디스크와 척추가 앞으로 굽어지는 후만증과 옆으로 휘어지는 측만증까지 불러들인 것이다. 그 후로 또 요추 4번과 5번 사이 디스크가 돌출되어 척추가 휘고 굽고 틀어져 버린 탓에 온갖 다양한 증상들을 경험하게 되었다.

언제 찾아올지 모르는 통증에 대한 두려움으로 항상 불안하고 긴장된 상태여서 사람을 만나는 일이 가장 힘들었다. 장거리 출장이나 여행은 엄두도 낼 수 없었고 목을 좌우로 돌리면 기계에서 기름이 마른 것처럼 서걱거리는 소리가 났다. 목과 어깨는 항시 쌀가마를 올려놓은 듯했다.

여기에 습하거나 스트레스를 받으면 칼로 찌르는 듯한 통증이 반나절이나 계속되었으며 이때는 한 시간만 앉아있어도 등뼈가 좌측으로 휘어져버렸다.

이런 때는 척추교정 치료를 통해 경추를 교정하면 흉추가 틀어지고 등뼈를 교정하면 요추가 틀어져버렸다. 또한 이런 날은 음식을 먹으면 어김없이 명치 부위 통증과 불쾌감 그리고 눈을 뜰 수 없을 정도로 극심한 피로감에 시달리게 되었다.

진통소염제와 근육이완제의 부작용에 대해서는 누구보다도 잘 알고 있었지만 사용하지 않을 수 없었으며, 그것도 많은 양을 사용해야 겨우 통증을 누그러뜨릴 수 있었다.

1980년부터 카이로프랙틱(척추교정) 시술을 받았었는데 병원, 한의원, 추나 요법, 척추교정 등 많은 치료법 중에서 그래도 척추교정이 제일 효과가 있었다.

도수치료라고 불리는 척추교정 치료를 받으면 얼마 동안은 지낼 만

했다. 척추교정을 받은 지 얼마 되지 않아 어느 날 안경이 잘 보이지 않기에 시력검사를 받아보니 시력이 회복되어 안경 도수를 낮추어야 했다. 경추가 교정되면서 압박을 받고 있던 시신경이 회복된 것이다. 이런 고무적인 현상들 때문에 디스크가 완치될 거라는 기대감에 부풀어 한참을 들떠서 지냈지만 오래가지는 않았다. 치료를 받을 당시는 척추가 반듯해지지만 얼마 지나지 않으면 다시 본래 상태로 되돌아가는 것이었다.

한의원에서 뼈와 디스크, 근육, 인대 등 척추와 그 주변 조직들을 튼튼하게 해주는 한약을 권해 복용했지만 속이 부대끼고 쓰려서 먹어내질 못했다. 한의원에서 처방을 몇 번이나 바꿔 주었지만 위장의 부담은 줄어들지 않았다.

잦은 척추의 틀어짐 때문에 아내가 응급처치를 해야 하는 경우도 많았다. 집에 있을 때나 가족들과 같이 나들이를 갔을 때 증상이 나타나면 즉시 척추골 주위의 근육을 풀어주면서 숨을 내쉴 때 양 엄지손가락으로 척추를 눌러준다.

전문가가 아니어서 한 번에는 어렵지만 두세 번 누르면 한 번 정도는 '뚜둑' 하는 소리가 나면서 척추가 제자리를 찾아 들어가곤 했다. 오랫동안 척추를 눌러온 아내의 오른손 엄지손가락과 손목 사이의 근육이 딱딱하게 굳어 혹처럼 솟아올랐는데 2년이 지나서야 없어졌다.

내가 근무하는 사무실에서는 기계로, 집에서는 아내의 도움으로 응급처치를 받을 수 있었지만 출장을 가거나 혼자서 있을 때 증상이 나타나면 최소 4시간 동안은 곤혹을 치른다. 진통제를 복용해도 4시간이 지나야 비로소 통증이 가라앉기 때문이다.

이러한 생활을 반복하고 있을 때 일본의 와타나베 박사(니시 의학 계승자. 현대의학에서 불치병으로 진단받은 환자들과 난치병 환자들에게 일체 약을 사용하지 않고 영양요법, 식이요법, 운동요법으로 진료)가 사용하고 있는 척추교정 기구를 한국에서도 제작하고 있다는 사실을 알게 되었다.

기구 값이 워낙 고가라 당시 형편으로는 큰 부담이 되었지만 혼자서 작동할 수 있도록 설계가 되어 있고, 기계 수명도 반영구적이라고 해서 무리해서 구입을 했다.

이 기구를 사용하는 것이 최선의 치료 방법이라 여겨서 사무실 한쪽에 설치해 놓고 치료를 시작했다. 거꾸로 매달려서 몸을 좌우로 흔들기도 하고 목을 매달아 흔들면서 당겨주기도 하는 것으로 척추교정에 효과적이었지만 이 역시 그때뿐이었다. 그래도 매일 척추교정원에 가지 않아도 되어 하루 2~3시간 정도 벌 수 있다는 것에 만족해야 했다.

몸도 허약한 데다 체질마저 알레르기 체질이었던 나는 습진, 잦은 두드러기, 가려움 그리고 부정맥이 있어 심장박동이 빠르거나 엇박자로 뛰거나 꿀렁거리는 다양한 증상들로 하루하루가 고통이었다.

단백뇨와 냉증이 심해 고생을 많이 했는데 여름철에도 새벽에는 추위를 느낄 정도로 냉증이 심했다. 가장 견뎌내기 힘든 것은 뼈 속이 시린 증상이었다.

일 년 중 여름만 빼고 세 계절 내내 옷을 두껍게 입고 두꺼운 양모이불을 덮어야 했다. 이렇게 관리를 해도 1년 중 9개월은 감기에 걸려 있었다. 회음부의 둔통, 중압감, 불쾌감 등이 잦았고 소변 색깔은 항상 노랗거나 뿌옇게 나왔고 양이 적은 것도 문제였지만 소변을 보는 횟수가 점점 줄어들어 걱정이 많았다.

디스크 병은 척추 어느 부위에나 생길 수 있지만 빈도별로 보면 허리 디스크가 가장 흔하며 다음이 목 디스크이다. 등 디스크는 아주 드문 편인데 앞서 언급했듯이 나는 경추 디스크와 등 디스크 그리고 허리 디스크에 측만증, 후만증까지 겹쳐 있었다.

허리 디스크의 가장 두드러진 두 가지 증상은 '요통'과 '다리가 저리고 아픈 증상'이며 허리에 나타나는 통증도 만만치 않다. 하지만 아무리 죽을 것같이 아파도 허리 디스크는 말초신경을 압박하는 것이어서, 허리 부위만 아팠던 사람들은 필자가 경험했던 고통을 이해하기 어렵다.

물론 허리 디스크로 인해 하반신 마비가 오거나 대소변을 조절하는 배뇨장애가 나타나기도 하지만 발생할 확률이 극히 낮다.

그러나 목 디스크나 등 디스크는 말초신경뿐만 아니라 중추신경을 압박하기 때문에 신경이 압박받는 위치와 압박 정도에 따라 오장(심장, 간장, 비장, 폐장, 신장)과 육부(위, 소장, 대장, 담낭, 방광, 삼초)에도 많은 문제를 야기하지만 하반신마비나 전신마비까지도 일어날 수도 있는 것이다.

이렇게 젊은 나이에 질병이 하나도 아니고 둘도 아니고 복합 질병을 안고 살아가던 나는 정말 괴롭고 힘들었다. 질병에 대한 어떤 한계점에 이르렀을 때 나를 향해 다가온 구원의 손길이 있었다.

03

칠레산 피부재생 연고로 돈방석에 앉다

앞에서 나의 고통스러운 투병기를 간략하게 서술했지만 옛이야기를 조금만 더 해보려고 한다.

나는 어려운 가정환경을 극복하느라 신문 배달부터 안 해 본 것이 없을 정도로 많은 아르바이트를 하면서 숱한 고생을 했다. 성격은 내성적이고 낯도 가리는 편인데 정말 생존하기 위해 사력을 다해 열심히 살았던 것 같다.

이렇게 몸도 아프고 음식도 엄청나게 편식하는 내게 또 하나의 엄청난 약점이 있었다. 그것은 술이 잘 받는 체질이었다는 점이다. 현실은 힘들고 몸은 아프고 음식은 입에 안 맞고 너무나 괴로운 현실을 내가 이겨내는 방법은 한 잔의 술이었다.

술에서 깨면 사실 더 큰 고통에 몸부림쳐야 했지만 술의 유혹에 난 번번이 넘어갔고 그로 인해 약한 내 몸은 더욱더 망가져 갔다. 이렇게 고통을 반복하던 내게 한줄기 빛이 비쳤다.

이것저것 일을 하면서 세상 돌아가는 것에 일찍 눈을 뜬 나는 일회용 주사기 등이 막 나오는 시점과 맞물려 의료기기 관련 일을 하다가 이를 직접 납품하는 사업을 시작했다. 20대 초반의 이른 나이에 승부를 건 것이다.

좌충우돌하는 사업이었지만 열심히 하던 이 무렵 나는 질병을 앓은 후유증으로 목 부위에 누가 보아도 흉할 정도로 피부가 탈색되고 흉터가 부풀어 올라 있었다.

그러다 보니 대인 관계가 더욱 움츠러지게 되고 더 소심해졌는지도 모른다. 이런 내게 지인 한 분이 칠레에서 가져온 연고가 하나 있는데 이것이 흉터를 없애고 피부를 재생시키니 한번 사서 발라보라고 권했다. 고민하던 차에 이것을 사서 발랐는데 그 효과가 정말 너무나 뛰어났다.

감탄에 감탄을 거듭한 나는 이 연고를 조금씩 가져다 파는 분이 누군지를 수소문했는데 알고 보니 칠레에서 활동하는 선교사였다. 이미 의료기구 판매를 했기에 약국 판매 루트를 아는 나는 이 연고를 수입해 팔아보기로 결정하고 이 사업에 본격적으로 뛰어들었다. 선교사를 통해 소개받아 피부재생 기능성 화장품 3종류를 칠레 회사를 통해 공식적으로 수입한 것이다.

그 결과 누구에게나 이 피부 연고는 그 효과가 뛰어나서 입소문을 타고 무섭게 팔려나가기 시작했다. 당시는 국내에서 판매되는 화장품이 몇 종류 없었고 기능성 화장품에 대한 개념조차 없을 때였다. 사람들은 칠레라는 머나먼 나라에서 온 제품이라니 하고 호기심을 보였고, 그 희소성 때문인지 중간에서 소비자에게 물건을 대기 힘들 정도였다.

이렇게 한창 돈을 벌 때가 1980년대였는데 이때 한 달 순수익이 3000만 원 정도였다. 이때의 3000만 원은 지금의 물가와 비교하면 3억 원이 훨씬 넘는 큰 돈이다.

은행에 잔고는 엄청나게 쌓이지만 나는 맛있는 것도 먹지 못하고 늘 골골거리며 아프기만 하니 사실 모든 것이 귀찮고 힘들기만 했다. 이때 나를 가장 괴롭힌 두 가지 대표적인 증세가 있었는데 바로 혈뇨와 위장병이었다.

난 어릴 때부터 위장이 약해 걸핏하면 위염, 위궤양, 장염, 장궤양 등이 발병하곤 했다. 당시에 위장병 치료를 위해 제산제를 복용했는데 그 부작용으로 변비가 생겨서 변비약도 복용해야 했다.

그러던 어느 날 약을 복용해도 대변이 나오지 않아 관장약을 주입했는데, 이것이 방광에 무리를 주었는지 소변에 피가 섞여 나와 치료를 받았지만 지혈이 잘 되지 않았다.

마침 민간요법 도서에 돌미나리가 좋다기에 즙으로 짜서 커피 잔으로 세 잔을 마시니 다음 날 피가 멈추었다. 그러나 또다시 혈뇨가 쏟아져 3일 동안 계속해서 복용한 후에는 완전히 회복되었다.

자주 재발되는 위장병은 양배추와 당근 즙으로 그때그때 대응해 왔는데, 이러한 천연식품이 의약품과 달리 부작용도 없고 치유도 될 뿐 아니라 영양 문제까지 동시에 해결할 수 있다는 사실을 깨닫고 나는 너무나 놀랐다.

의약 대체품의 필요성을 절감한 나는 망설임 없이 제품 개발에 뛰어들었다.

은행에 제법 돈이 많았기에 실패를 두려워하지 않았다. 그리고 한동안 영양 치료 연구에만 매달릴 수 있는 든든한 자금줄이 되었다.

바로 이것이 영양 치료에 사용하는 대체 의약품에 대한 연구를 시작하게 된 결정적인 계기가 되었다. 이 연구의 시작은 나를 위한 것이지만 결과적으로 나 자신뿐 아니라 오늘날엔 수많은 환자들에게 도움을 줄 수 있게 되었으니 기독교인인 내 입장에서는 하나님의 섭리라고 믿고 있다.

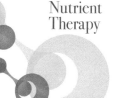

Nutrient
Therapy

04

약의 오남용과 건강기능식품의 딜레마

나는 그동안 개발해 온 의약 대체품과 한국자연건강협회의 교육 프로그램으로 불치·난치병을 앓고 있는 환자들에게 영양 치료의 개념과 도입의 필요성을 알리는 데 주력해 왔다. 이것이 만약 상업적인 의도였다면 이렇게까지 하지 못했을 것이다. 정말 주변에서 수없이 많은 환자들을 보며 안타까운 심정에 뛰어들어 행한 연구의 결과였다.

1980년대 초에는 건강 제품의 종류도 적었고 그나마 수입품이 대부분이었으며 경험과 지식도 내세울 정도는 아니었다.

제품을 개발하면서 가장 힘들었던 점은 의약 대체품의 경우 현행법상 건강기능식품으로밖에 허가가 나지 않는다는 사실이었다.

이 때문에 우여곡절이 많았다. 요즘도 가끔 매스컴에서 건강식품의 문제점을 지적하고 있지만, 1980년대에는 건강식품 생산자와 유통업자들의 과장·허위광고에 대한 언론보도가 월례 행사일 정도로 심하고 잦았다.

요즘에는 기능성을 인정받은 제품을 광고를 통해 알릴 수 있게 되었지만, 당시에는 아예 광고도 할 수 없었다. 일단 식품으로 분류된 제품은 효과와는 상관없이 광고를 하는 자체가 과장·허위광고에 해당됐기 때문이다.

제조업자들과 판매업자들의 문제점도 적지 않았지만 언론에서도 검증된 자료가 불충분해서 편파적인 내용을 여과 없이 내보내는 경우도 많았고, 그 여파로 나는 타의에 의해 철퇴를 맞은 적이 한두 번이 아니었다. 여러 차례 폐업의 위기까지 겪어야 했다.

그러나 참고 견딘 보람이 있어, 2002년 건강기능식품법이 제정된 후로 기능성이 입증된 원료에 대해서는 합법적으로 기능성 표시를 할 수 있는 길이 열렸다.

현재 나의 사업자등록증은 1992년에 다시 교부받은 것으로, 당시에 겪은 고충을 잘 말해 주고 있다. 많은 어려움이 있었지만 그럼에도 불구하고 한길만을 묵묵히 걸어왔던 것은, 나처럼 의약 대체품이 필요한 사람들이 많다는 사실을 알았기 때문이고, 또 앞으로 더 많아질 것을 예상했기 때문이다.

나처럼 약을 복용하면 몸이 아픈 것보다 약으로 인한 부작용이 더 큰 불편으로 다가오는 사람들도 많았지만, 약을 복용해도 당장은 큰 불편을 못 느끼는 사람들도 있다.

하지만 의약 대체품은 어떤 경우라도 반드시 필요하다. 약을 못 먹는다고 면역력과 자생력이 떨어져 있는 것을 방치해도 안 되지만, 약을 장기적으로 복용해도 안 된다.

약을 오랫동안 복용하면 자생력과 면역력이 약화되고 세포의 변질이 심화되기 때문인데, 이 두 경우 대체 의약품이 최선의 대안인 것이다.

한 가지 병이 있더라도 세포를 정상으로 회복시키는 근본적인 치료를 받아야 한다.

질병이 발생한 세포가 어떤 상태인지 모르면 계속 약에만 의존하게 되고 그로 인해 또 다른 질병을 부르게 된다. 합병증이 생겨도 세포에 대한 지식이 없으면 기존에 먹던 약에 다른 약을 추가하게 된다.

약을 장기간 복용해 부작용으로 합병증이 생겼는데 또 다른 약을 쓰고 있으니 문제가 되는 것이다. 이런 패턴을 반복하다 보니 3~4가지는 예사이고, 하루도 빠지지 않고 5~6가지의 약을 복용하는 사람들이 주변에 얼마나 많은지 모른다.

현재 미국의 거대 제약 회사들이 전 세계 의약품 소비량의 50%를 차지하고 있다. 이런 다국적 제약 기업들이 대다수의 병원, 의학 교육, 연수 교육까지 담당하고 있어 직간접적으로 환자들의 투약에 관여하고 있는 실정이다. 이런 처방을 받은 환자들이 어떤 상태에 빠질지는 그 앞이 훤하게 보일 정도다.

결론적으로 다시 말하면 면역력과 자생력이 저하된 환자들의 문제와 의약품의 부작용과 후유증에 관한 문제에는 대체 의약품이 최선의 대안이라고 말하고 싶다.

대체 의약품은 식품과 약품의 중간 성질을 갖고 있어서 현재 복용하고 있는 약을 줄이거나 끊을 수 있게 해주는 매개체 역할을 해주게 된다. 또 의약품과 달리 퇴행으로 손상된 세포를 회복시켜주고 자생력과 면역력을 높여주는 역할을 하기 때문에 기존의 약이 하지 못하는 기능을 해주는 것이다.

Nutrient
Therapy

05

영양 치료로 혈관과 신경을 살려라

질병이 만성화되었다면 혈관과 신경을 살리는 일에 중점을 두어야 한다. 증상이 자꾸 재발하거나 악화되면 약의 가지 수가 늘어나기 마련인데 그러면 이미 손상된 혈관과 신경의 상태는 악화일로를 치닫게 된다.

약을 오래 사용한 사람들 중에는 자신이 가지고 있는 자연 치유력을 완전히 상실하여 약을 끊을 수 없는 사람들이 얼마나 많은지 모른다.

혈압약, 당뇨약, 고지혈증약, 신경안정제, 진통제, 소염제, 스테로이드제, 면역억제제 등 어떤 종류의 약이라도 현재 사용하고 있다면 이 책을 반드시 끝까지 읽어야 한다.

최근 주변에 흔해진 당뇨병은 어떤 질환보다 혈관과 신경 관리에 주력해야 한다. 당뇨병의 3대 합병증인 망막증, 신장병, 말초신경장애 등은 온몸에 혈액을 공급하는 혈관과 몸 전체에 전선처럼 퍼져있는 말초신경이 손상되면서 발생하게 되기 때문이다.

　서서히 진행되긴 하지만 악화되면 시력을 잃거나 다리를 절단하거나 혈액 투석을 받는 상황에 이르게 되므로 절대 방심해서는 안 된다. 혈액 투석을 받는 환자들이 매년 증가하고 있는데 투석을 받는 환자의 50% 이상이 혈압약과 당뇨약을 오래 복용했던 사람들이다.

　일단 독자 여러분은 아래의 항목들을 읽고 체크를 해주길 바란다. 만약 체크되는 항목이 3가지 이상이라면, 현재 사용하고 있는 약이 있든 없든 혈관과 신경을 살리는 2가지 제품은 반드시 보충해 주어야 한다.

□ 최근 기억력과 인지기능이 현저히 떨어졌다.

□ MRI상에는 이상이 없다고 하는데 뇌가 조여드는 느낌이 자주 나타난다.

□ 발음이 어눌해지고 말이 조리 있게 안 된다. 말을 하려고 하면 빨리 나오지 않는다.

□ 건망증이 심해지고 자주 멍해지며 짜증이 자주 난다.

□ 잠을 깊게 못 자고 수면 중에 깨면 다시 잠들기 힘들며 머리가 무겁고 맑지 않다.

□ 대상포진 치료를 받았지만 통증이 계속 나타난다.

□ 최근 들어 운동신경이 둔해져 몸이 생각대로 잘 움직여지지 않는다.

□ 눈이 시리고 피로하며 눈꺼풀이 떨리는 경련이 자주 나타난다.

□ 입안이 많이 건조하고 잘 헐며 혓바늘이 자주 돋는다.

□ 부정맥이 있고 가슴이 조여드는 듯한, 짓눌리는 듯한 증상이 나타난다.

□ 피부가 거칠고 각질이 두꺼워지며 얼굴빛이 점점 더 칙칙해진다.

□ 검버섯을 레이저로 제거했는데 상태가 전보다 더 나빠졌다.

□ 맵고 짠 음식이나 커피, 밀가루 음식을 먹으면 속이 불편하고 쓰리다.

□ 손발이 차고 저리며 발바닥에 굳은살이 많이 생기고 아프다.

□ 족저근막염으로 근 1년 정도 치료를 받았지만 차도가 없다.

□ 수족냉증, 복부냉증이 심하고 손톱에 줄이 생기고 갈라지며 잘 부서진다.

□ 머리카락이 가늘고 윤기가 없으며 많이 빠진다.

□ 두통, 어깨 결림, 목 결림, 요통, 무릎 통증이 자주 나타난다.

□ 오십견, 회전근개 파열로 치료를 받고 있지만 차도가 없다.

□ 목뒤와 등짝이 조이는 듯 아프고 이명(귀울림)이 잦다.

□ 디스크, 척추관협착증 수술을 받은 지 오래됐는데 통증과 저림 증상이 가
  시지 않는다.

□ 무릎 연골 주사를 처음 맞았을 때는 효과가 오래 지속됐는데 차츰 그 기간
  이 짧아지고 있다.

□ 생리통, 생리불순, 갱년기장애 증상이 심하게 나타난다.

　체크리스트 23가지 항목이 있지만 머리에서 발끝까지 나타나는 모든 증상들은 다 모세혈관으로 혈액이 잘 통하지 않을 때 나타나는 증상들이다. 치료를 받기 위해 신경외과, 정신건강의학과, 안과, 내과, 정형외과 등 전문병원을 찾지만 겉으로 드러나는 증상만 치료하게 되면 점점 만성화로 진행되게 된다.

　모세혈관은 뇌, 망막, 심장, 신장, 부신, 뼈, 간, 신장 등 장기에 따라 모두 다른 모양을 하고 있고 증상도 제각각의 장소에서 일어나기 때문에 전혀 별개처럼 보이지만 이들은 모두 모세혈관이 좁아지거나 막혔을

때 나타나는 증상이다.

따라서 예컨대 족저근막염으로 치료를 받고 있지만 호전되는 기미가 없다면 혈관과 신경을 살리는 2가지 제품을 병용해 보기 바란다. 그 결과 족저근막염만 회복될 뿐 아니라 기억력과 인지기능이 향상되고 몸동작이 민첩해지는 보너스도 얻게 된다.

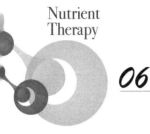

06

만성병과 난치병의 최후 보루 '점막 관리'

　건강에 꼭 알아야 할 중요한 팁을 드리고자 한다. 만성병과 난치병을 가진 환자들은 병명을 막론하고 먼저 모세혈관을 고쳐야 한다. 모세혈관이 막혀 혈액이 잘 통하지 않으면 인체의 모든 조직과 장기에 문제를 일으키지만 그 영향은 점막에 가장 먼저 나타난다. 이 사실을 모르는 분들이 의외로 많다.

　눈, 코, 입, 목, 위, 장, 방광, 자궁, 항문 등의 점막은 점액이 나와 항상 젖은 상태를 유지해야 하는데 만성병, 난치병을 가지고 있는 사람들은 그렇지가 못하다.

　다시 말해 우리 몸에서 식도 다음으로 연결된 내장기관의 거의 모든 세포들은 병원균을 붙잡을 수 있는 점액질을 분비하지만 만성병, 난치병을 가지고 있는 사람들은 점액질을 분비하는 기능이 상실되어 있다는 것이다. 점막에 수분을 공급해주는 모세혈관이 좁아지거나 막혀있기 때문이다.

이런 상태에 있는 환자들에게 스테로이드제를 비롯해 염증을 치료해주는 약을 장기간 투여하거나 항암제, 방사선 등의 치료에 치중하게 되면 점막 두께가 더 얇아지고 점액 분비량이 줄어들어 사실상 병은 더 악화되게 되는 것이다.

●눈 점막: 눈 점막이 마르면 눈이 시리고, 이물감이 느껴지며, 충혈이 되는 등의 증상이 나타나게 되며 이 상태가 오래 지속되면 결막염, 안구건조증, 각막염, 포도막염, 망막변성 등 각종 안과 질환이 발생하게 된다.

●콧속 점막: 콧속 점막이 건조해지면 코를 통해 흡입되는 바이러스와 이물질을 제대로 걸러주지 못하게 된다. 그리고 들이마신 공기는 비강을 통과하는 동안 체온에 가깝게 조절되어 폐로 보내지게 되는데, 점막이 건조해지면 그런 기능이 상실된다. 건강한 사람들은 공기가 코를 통과해서 인후에 도착될 때에 30~32℃로 조절되고, 후두나 기관을 통과하면 정상 체온인 36.5℃로 조절되어 폐로 들어간다.

●입안 점막: 입안 점막이 마르면 세균 발생 비율이 기하급수적으로 늘어나게 된다. 그래서 건강한 사람의 경우 입안에 상처가 생겨도 1~2일

이면 낫지만 만성질환을 앓고 있는 사람들은 치료를 받아도 잘 낫지 않고 계속 재발되는 것이다. 구내염은 인구 20~40%가 겪을 정도로 흔한 질환이다. 구내염의 종류에는 아프타성 구내궤양, 헤르페스성 구내염, 칸디다증, 편평태선 등이 있다.

●**기관지 점막:** 기관지 점막이 메마르면 외부에서 바이러스가 침투했을 때 그것을 잘 막아내지 못하므로 감기에 잘 걸리게 된다. 기침은 기관지 점막이 건조해서 일어나는 일종의 자극반응인데, 점막이 건조하면 찬 공기나 오염된 공기에 예민하게 반응을 하게 된다. 기관지는 편도 아랫부분부터 폐와 직접적으로 닿아있는 부분까지를 모두 일컫는다.

●**후두 점막:** 후두 점막이 마르면 호흡을 통해 유입되는 물질에 민감한 반응을 보이게 되는데, 이는 잦은 기침으로 나타나게 된다. 후두 이상으로 인한 기침은 컹컹거리는 듯한 소리가 나거나 울리는 듯한 기침을 하게 된다.

후두는 성대를 포함한 기관으로 염증이 번져 나아간 상태에 따라서 성대까지도 영향을 미칠 수 있다. 감염이나 염증이 성대까지 퍼진 경우 쉰 목소리나 목소리 갈라짐, 목이 잠기는 증상을 호소할 수 있으며, 대개 목감기 중 목소리가 쉬거나 갈라지는 증상이 동반된다면 후두까지 영향을 미친 것으로 볼 수 있다. 후두 게실은 후두 점막이 부어서 후두 밖으로 나오는 병을 말한다.

●**식도 점막:** 식도 점막이 마르면 음식이 지나가기 어렵게 되고 상처가 쉽게 생긴다. 식도 점막은 위 점막과 달리 산성에 매우 약하기 때문에 식도 점막이 많이 메말라있는 상태에서 위산에 노출되면 역류성 식도염, 혹은 식도 궤양, 식도 협착 등의 증상이 나타난다.

●**위 점막:** 위 점막이 위축되고 건조해지면 강한 소화효소인 위산 및 펩신으로부터 위벽을 보호해주는 기능을 상실하게 된다. 위액은 식사 때마다 200∼500cc 분비되고 하루 최대 2.5L 분비한다. 위 점막이 얇아져 점액 분비가 감소되면 정도에 따라 다양한 증상들이 나타나게 되며 위염은 위장질환 중에서 가장 흔한 질환이다. 만성위염 중에서 가장 흔한 위축성위염은 위염이 반복되면서 염증이 점막층 깊은 부위까지 침범하며 이로 인해 소화액을 분비하는 위선이 파괴되고 모세혈관이 드러나게 된다. 위축성위염이 더 진행되면 위 점막 세포가 아닌 소장이나 대장 점막 세포로 대체되며 이를 장상피화생이라 부른다.

●**소장 점막:** 소장 점막이 건조해지면 유해물질과 바이러스가 쉽게 침투할 수 있는 환경으로 바뀌어 버린다. 소장 점막이 손상되면 크게 세 가지 증세가 나타나게 되는데, 장누수증후군(장이 새는 것)과 면역력 저하 그리고 과도한 면역 반응을 보이는 것이다.
모든 점막이 면역에 관여하고 있지만 소장 점막은 특별하다. 우리 몸 안에 있는 면역세포의 70∼80%가 이곳에 존재하기 때문이다. 소장은 외부 물질에 대한 최고의 방어 시스템이라고 할 수 있다.

● **대장 점막:** 대장 점막이 건조해지면 대장 내에 있는 엄청난 양의 박테리아 활동으로 인해 형성되는 산으로부터 대장을 보호해주는 기능을 상실하게 된다. 대장에는 많은 배상세포와 분비선이 있으며 점액을 많이 분비하여 장벽을 보호하며 윤활제 역할도 한다. 용종은 대장 점막이 비정상적으로 자란 것을 말하며 암으로 발전할 가능성이 있는 종양성 용종과 비종양성 용종으로 나뉜다.

● **외음부:** 외음부가 건조해지면 세균에 감염되기가 쉬우며 성기능 장애나 성교통 등으로 부부 관계에 어려움을 겪게 되기도 한다.

이상에서 살펴본 대로 눈, 코, 입, 기관지, 후두, 식도, 위, 소장, 대장, 외음부 등에서 나타는 증상들은 제각각의 장소에서 일어나기 때문에 전혀 다른 질환처럼 보이지만 이들은 모두 점막에 점액이 말라 건조해졌을 때 나타나는 증상들이다.

그러므로 구강, 기관지, 위장, 소장 등 현재 증상이 한 부위에만 나타나도 만성화되었다면 증상을 다스리는 약물치료는 더 이상 도움이 되지 않는다. 약물치료에만 의존하게 되면 계속 재발될 뿐만 아니라 점막이 메마르는 증상이 다른 부위로도 퍼져나가게 된다.

반면, 안구건조증이나 백내장, 녹내장이 있어 영양 치료를 시행할 경우 다른 부위 코, 입, 기관지 등의 점막이 동시에 회복되는 것을 경험하게 된다. 만성병과 난치병을 가진 환자들은 점막 하나만 잘 관리해주면 가래로 막을 일을 호미로도 막을 수 있다.

필자가 27종의 대체 의약품을 개발하기까지는 많은 우여곡절을 겪었지만 고생한 만큼 보람도 컸다. 20년을 척추질환과 그로 인한 합병증으로 고생을 했던 사람이 하루 8시간을 앉아서 일을 할 수 있게 되었는데 더 이상 무엇을 바라겠는가? 일도 일 나름이지만 나는 주로 수년, 수십 년을 만성병, 난치병을 가지고 있는 환자들과 상담을 해왔다.

그리고 이들이 꼭 읽어야 할 책을 쓰는 일에 집중하다 보니 스트레스가 위험 수위를 넘어설 때가 많다. 스트레스를 많이 받으면 창자의 두께가 얇아지게 되는데, 예부터 전해오는 애간장이 탄다는 말이 근거가 없는 말이 아니다.

가끔이 아니라 지속적으로 창자가 헐고 짓무르는 것을 막아낼 수 있는 방법을 모르는 사람은 이 일을 할 수도 없지만 해서도 안 된다. 그러나 인고의 세월이 길었던 만큼 결실을 맺었을 때 느끼는 기쁨도 컸다.

그간 만난 수많은 환자들 중에는 아픈 원인이 무엇인지도 모른 채 병원 문만 수없이 드나들고 있거나 치료 후에도 다시 재발을 반복하여 절망에 빠져 있는 경우가 많은데, 그들에게 도움을 줄 수 있게 되어 얼마나 보람되고 감사한지 모른다. 지금까지 살펴본 대로 만성병, 난치병 환자들은 점막을 회복시켜 그 상태를 유지하는 것을 최우선 과제로 삼아야 한다.

암 환자들이 치료 도중에 사망하는 원인도 점막에 있다. 항암치료를 받으면 머리가 빠지고 손톱이 까맣게 변하거나 빠지게 되고 손발이 시리고 저리는 등의 증상이 나타나는데, 이러한 증상은 시간이 지나면 어느 정도 회복될 수 있다.

그러나 장 점막이 약한 사람들이 항암치료나 방사선치료를 받게 되면 어떤 상황이 닥칠지 모른다. 항암치료나 방사선치료를 받으면 점막 본래의 반투과성이 투과성으로 바뀌면서 그 틈으로 각종 세균과 기생충, 박테리아, 곰팡이균이 침투하기 때문이다. 안타깝게도 암 환자들이 하찮은 바이러스, 병균, 곰팡이균 때문에 사망하게 되는 것이다.

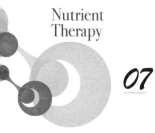

Nutrient
Therapy

07

약으로 막지 못하는 혈관 손상, 신경 손상

가끔씩 요란한 사이렌 소리를 울리며 앰뷸런스나 119 구급차가 달리는 것을 목격한다. 여러분도 마찬가지일 것이다. 그 안에는 심근경색 환자나 뇌졸중 환자가 타고 있을 확률이 높다.

최근 심혈관에 스텐트(혈관확장용 철망)를 삽입하는 응급 시술을 받는 사람들의 수가 매년 증가하고 있다. 시술을 받은 사람들은 더 이상 혈관이 막히지 않도록 항혈전제를 비롯한 몇 가지 약을 복용하게 된다.

그럼에도 불구하고 스텐트를 추가로 삽입하는 사람들이 늘어가고 있는 추세이다. 필자가 출석하는 교회만 해도 교인 중에서 스텐트를 6개 넣은 사람과 22개를 넣은 사람이 있다.

얼마 전에 상담을 요청한 67세 남 모 씨는 당뇨약과 혈압약을 15년째 복용해왔으며 심근경색으로 심혈관에 스텐트는 2개 삽입했고 눈에 물체가 찌그러져 보이는 황반변성이 발생하여 수술을 받았다.

그리고 허리 디스크와 협착증으로 수술을 4번 받았으며 허리에 철심을 6개나 박았는데 통증은 없어졌으나 말초신경염으로 발이 시리고 저려 많이 힘들어했다.

본래 열이 많은 체질이었으나 요즘은 다리와 무릎과 발이 시리고 냉해 여름에도 보온을 해 주어야 할 정도여서 모든 일손을 놓고 집에서 요양하고 있었다.

경제적 여유가 있었기에 남 씨는 당뇨, 고혈압, 심근경색, 황반변성, 허리 디스크, 척추관협착증 등의 치료를 우리나라 최고 의료진들에게 받았다. 그럼에도 불구하고 현재 보행기 없이 걷지 못하는 상태다.

남 씨가 당뇨약과 혈압약을 복용할 당시 영양 치료를 시행했다면 눈(황반변성) 수술과 막혀있는 혈관을 뚫어주는 심혈관 스텐트 시술 그리고 4번의 허리 수술과 허리에 철심을 6개나 박는 수술을 받아야 할 이유가 없다는 것이 필자의 생각이다.

그나마 현재 보행이 어려운 것은 말초신경의 손상에 의한 것이어서 얼마나 다행인지 모른다. 척추신경과 말초신경은 재생이 잘 되는 신경이다. 특히 팔이나 다리의 신경은 많이 잘려나가지 않으면 재생이 될 정도로 재생력이 뛰어나다.

참고로 우리 몸의 신경은 크게 중추신경과 말초신경으로 나누어져 있다. 중추신경계는 뇌와 척수를 합쳐서 말하는 것이고 말초신경은 전신에 퍼져 있는 신경을 말한다.

중추신경은 재생이 일어나지 않는다. 중풍이나 머리를 심하게 다쳐서

반신 불수가 된 사람이나 목뼈와 척수 신경을 다쳐 사지 또는 하반신 마비가 된 사람이 다리 팔다리를 움직이지 못하는 것은 이들 중추신경이 재생되지 않기 때문이다.

이 주제를 다루기 위해서 혈관과 신경을 살리는 2가지 제품에 대해 잠깐 설명하고 넘어가는 것이 필요할 것 같다.

혈관을 넓혀 혈액이 잘 통하도록 개발한 제품은 '징코후'다. 또 신경을 싸고 있는 수초(신경보호막)을 회복시켜 신경전달이 잘 되도록 해주는 제품은 '채움레시틴'이다.

신경을 싸고 있는 수초는 마치 전기선을 감싸는 피복처럼 신경을 둘러싸고 있으며 중요한 신경일수록 두껍게 형성되어 있다.

우리 뇌의 약 30%가 레시틴이며 뇌, 척수 및 72km에 달하는 신경을 보호하는 수초는 거의 3분의 2가 레시틴으로 구성되어 있다. '채움레시틴'에는 신경 수초의 주성분인 레시틴(66.7%)과 초유(33.3%)가 함유돼 있다. 초유에는 뼈·근육·신경·연골 등의 생성과 유지·회복에 필요한 성장인자(IgF)와 세균 및 바이러스·독소 등을 막아주는 항체 단백질인 면역글로블린(IgG)이 풍부하게 함유돼 있다.

세계 유명 대학과 병원의 석학들이 발표한 초유에 대한 많은 논문 중에서 초유가 신경보호에 효과가 있다는 사실을 밝힌 논문도 있다.

'징코후'는 은행잎 추출물과 유백피가 함유된 제품이다. 은행잎 추출물은 혈관 확장 효과와 혈소판 응집 억제 효과가 있다. '징코후'의 부원료인 유백피의 효능을 간단히 요약하면 병든 부분을 소멸시키고 새로운 조직을 배양해내는 작용이 강하다는 것이다.

필자가 개발한 제품을 이렇게 책의 서두 부분에서부터 자신 있게 소개하는 것은 그만큼 독자들에게 그 효능에 대한 임상을 충분히 거쳤다는 증거이기도 하다. 예로부터 "음식으로 고치지 못하는 병은 약으로도 고치지 못한다"라고 했다. 이런 맥락에서 내가 소개하는 제품은 약이 아니라 세포를 도와 필요한 영양을 주는 말 그대로 '영양 치료'인 것이다.

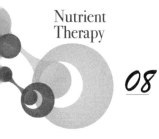

08

디스크 치료! 그 고정관념 벽을 넘어라

지금은 영양 치료에 사용하는 제품은 대부분 국내에서 생산하고 있지만 필자가 사업을 시작한 1980년 초에는 수입품이 대부분이었다. 당시 주력 상품은 부신 기능이 저하된 사람들에게 도움을 주는 제품이었다.

일본에서 개발해 미국으로 수출한 제품을 다시 국내로 들여와 보급하는 식이었다. 이 제품의 원료는 일본에서는 '마코모'라고 부르고 한국에서는 '줄풀'이라고 하는 것이다. 강가나 연못, 방죽 같은 데 무리를 지어 자라며, 갈대와 비슷하지만 키가 크고 잎이 매우 넓은 식물이다.

부신 기능이 저하되면 크게 다섯 가지 증상이 나타난다.

첫째, 부신호르몬 부족으로 당으로 에너지를 만드는 과정에 문제가 발생해 집중이 안 되고 쉽게 피곤해진다.

둘째, 자율신경에 기능 장애가 생겨 특별한 이유 없이 속이 울렁거리거나 토할 것 같고 소화가 잘 안 되는데, 이는 부신에서 합성되는 호르몬이 자율신경 조절에 관여하는 신경전달물질(아세틸콜린)과 상호작용하기 때문이다. 신경성 위장 장애라고 진단하는 대부분이 이런 범주에 속한다고 보면 된다.

셋째, 전해질 균형 장애가 발생하여 짭짤하고 달콤한 것이 먹고 싶어진다. 부신 기능이 저하되면 염분이 감소하고 칼륨이 증가하기 때문에 짭짤한 음식이나 칼륨이 많은 바나나 같은 음식을 섭취하고 싶어진다.

넷째, 저혈당 증상이 나타나서 참을성이 없어지고 화를 많이 내게 되며 갑자기 힘이 빠지고 배고픔을 참기 힘들어진다.

다섯째, 면역 기능이 저하되어 감기에 자주 걸리고 잘 낫지 않으며, 이전에는 나타나지 않던 음식 알레르기나 이유 없는 알레르기 반응이 자주 발생해 상처가 생기면 잘 낫지 않는다.

이렇듯 중요한 역할을 하는 부신이 회복되었을 때 많은 질병과 증상들이 개선되는 것을 경험했지만, 필자처럼 몸이 찬 소음인 체질을 가진 사람들의 경우에는 해당되지 않고, 몸에 열이 많고 소화력이 좋은 체질에 잘 맞았다.

그동안 제품을 약국 등 대리점을 통해 공급했지만 환자들에게 직접 공급하는 양도 적지 않아 많은 환자들과 회복의 기쁨을 나눌 수 있었다. 하지만 정작 나 자신의 전립선 질환과 디스크, 위장병은 온갖 노력에도 불구하고 호전되지 않았다. 디스크 치료는 물리치료와 운동, 수술밖에 방법이 없다고 하는 고정관념에서 벗어나지 못했기 때문이다.

IMF 외환위기 이후 어려움이 계속되자 작은 스트레스에도 과민 반응을 보이고, 간헐적으로 나타나던 증상들도 점점 빈번하게 발생했다. 심지어는 목욕조차도 부담이 되었는데, 목욕을 하는 동안에는 혈액순환이 좋아져 잠시 몸이 편했지만 목욕을 끝내고 나면 탈수증과 심한 피로감 때문에 아무 일도 할 수 없을 지경이었다.

　이때부터 진통소염제와 근육이완제를 상비하고 다녀야 했다. 척추가 전체적으로 조금씩 협착이 된 상태이고 등이 앞으로도 굽었지만 좌측으로도 약간 기울어져 있어 평소에도 머리에서 목과 등을 타고 허리까지 짓누르는 불쾌감이 늘 따라다녔다. 날이 흐리거나 약을 복용해야 할 시간을 놓쳐버린 때의 기억은 정말이지 되새기고 싶지 않다. 약효가 나타날 때까지 기다리는 동안 온몸은 땀범벅이 되고 머릿속이 하얗게 비워지는 듯했다.

　전립선 질환은 오래전부터 사용해온 항문으로 삽입해서 치료하는 온열치료기(큐라덤)를 사용했었다. 근치는 되지 않지만 몇 회만 반복하면 어느 정도 증상이 완화되어 그런대로 지낼 수 있었다. 그러나 등과 목 부분에 나타나는 통증과 불쾌감, 조여드는 압박감은 사무실에 설치되어 있는 척추교정기를 사용해도 그 순간에만 잠시 가벼워질 뿐이었다. 무엇보다 등뼈가 틀어진 상태에서 굳어있어 소화불량과 속 쓰림이 잦아 거의 매일 양배추와 당근 즙으로 속을 달래긴 했지만, 진통제를 복용한 후엔 위가 쓰려 여간 부담스럽지 않았다.

　극한 상황에 처했지만 그래도 디스크 치료에 약물치료, 물리치료, 수술 이외의 다른 방법이 있을 수 있다는 것은 상상조차 해보지 못했다. 거의 매일 목 보조기를 착용한 채 생활을 하면서도 그 와중에 콜라겐을 원료로 한 제품을 출시했다.

콜라겐 제품을 개발한 동기는 이전에 다이어트 제품에 콜라겐 성분을 첨가했을 때 체중이 증가한 사람들이 있었기 때문이다. 살이 빠지면서 피부 탄력이 떨어지는 것을 막기 위해 콜라겐을 첨가한 것인데 결국 다이어트 제품으로는 부적합했다. 이로 인해 적지 않은 경제적 손실을 겪어야 했지만 대신 콜라겐의 효능을 확인할 수 있었다.

콜라겐은 섬유 형태의 단백질로, 피부의 건조 중량 중 75%를 차지하며 피부의 탄력을 유지하는 데 중요한 진피의 구성 성분이다. 콜라겐을 섭취했을 때 체중이 증가하는 이유는 수분을 저장할 수 있는 수용 능력이 회복되기 때문이다.

콜라겐 제품을 출시한 지 1년쯤 지나 콜라겐은 피부뿐 아니라 근육을 강화해주는 기능이 있다는 사실을 알게 되었다.

이어서 류머티즘 관절염으로 오랜 투병 생활을 해오던 한국자연건강회 소속의 선배로부터 콜라겐, 콘드로이틴, 칼슘 등을 동시에 해결할 수 있는 방법이 있다는 중요한 정보를 얻게 되었는데, 연골 재생에 필요한 성분들이 상어 연골에 함유돼 있다는 것이었다.

상어 연골에 관한 자료를 찾던 중에 미국 CBS 방송국에서 천연물질인 상어 연골에 관한 임상실험 결과를 여러 차례 보도했다는 사실을 알게 되었는데, 그중에는 놀라운 내용들이 포함되어 있었다. 윌리엄 레인 Dr. I. William Lane 박사는 상어 연골이 암과 근골격계의 각종 질환에 획기적인 효과가 있다는 사실을 발견하여 전 세계에 알린 장본인이다.

하지만 그런 사실을 알리기까지 그는 상당한 어려움을 감수해야 했다. 상어 연골의 효과를 입증할 수 있는 객관적인 자료가 없다면 상어 연골은 한낱 쓰레기가 될 것이 분명했기 때문이었다. 그는 상어 연골의 효과를 검증받기 위해 미국의 암협회, 종합병원, 정부 연구기관 등에 검증을 의뢰했지만 어느 기관에서도 받아들이지 않았다. 개인이나 단체의 관계자들 모두 약품이 아닌 천연산물을 연구 대상으로 삼을 수 없다는 입장이었다.

이제 남은 것은 윌리엄 박사 개인이 이 일을 추진해야 한다는 사실이었지만, 동물실험과 임상실험 과정에 소요되는 자금은 너무도 커다란 벽이었다. 그리고 이때 그는 쿠바로부터 기쁜 소식을 듣게 된다. 바로 쿠바에서의 상어 연골 임상실험이었다.

1993년 초, 쿠바 정부의 고위관리들이 윌리엄 박사를 초청하여 입원 중인 민간인 환자 중 27명(3~4기, 말기 암 환자)을 대상으로 임상실험을 해달라는 요청을 했다. 덕분에 윌리엄 박사는 돈 한 푼 들이지 않고 최고의 시설을 갖춘 병원에서 초음파탐지기, CAT, 혈액검사, 환자 수발까지 할 수 있는 만반의 준비를 갖추게 되었다.

마침내 역사적인 실험이 시작되었다. 환자 모두에게 100% 상어 연골을 하루에 60g씩 투여했는데, 15g의 상어 연골을 물에 타서 수술용 튜브를 통해 항문으로 주입하는 방법으로 1차 실험을 실시했다. 말기 암 환자들에게 필요한 상어 연골의 양은 체중 2파운드당 1g이었다. 체중이 65kg이라면 하루 필요량은 약 60g 정도다.

1차 실험 결과 40%의 환자가 상당한 회복을 보였다. 처음부터 생존 가능성이 없는 상태였고 또한 비타민과 광물질이 결핍된 악조건임을 감안할 때 이는 놀라운 회복세였다. 임상 환자 모두가 수술 및 방사선 치료, 화학요법 치료를 받았지만 효과를 보지 못한 상태였는데, 그 가운데서도 고령의 전립선암 환자의 경우는 더욱 놀라웠다.

82세의 이 환자는 암이 골수로 전이된 상태였으나 상어 연골을 투여한 지 2주 만에 통증이 멈췄다. 16주 후의 초음파검사에서는 암이 58%로 축소된 것을 확인했다. 암이 엉덩이뼈로 전이된 70세 환자는 상어 연골을 투여한 지 4주 만에 엉덩이뼈 부위에 새로운 뼈가 생겨나고 있는 것이 발견됐다.

암 환자들의 임상실험 과정에서 다른 합병증, 즉 류머티즘 관절염, 퇴행성관절염, 건선(피부질환) 등도 회복세를 보였으며, 상어 연골로 회복된 14명(48%)의 환자가 36개월이 지나도록 생존하고 있다는 사실도 확인됐다.

이 모든 상황을 기록한 다큐멘터리 프로그램이 1993년 초 미국 CBS에서 2회나 방영되자 많은 사람들이 상어 연골의 효능에 관심을 가지게 되었다.

상어 연골을 투여했을 때 암이 축소되는 이유는 상어 연골에 신생 혈관을 억제하는 효과가 있기 때문이다. 암세포는 새로운 혈관을 만들어 그 혈관을 타고 전이되거나 커지기 때문에 신생 혈관을 억제하면 암세포의 전이와 증식이 차단된다.

상어 연골에 대한 자료를 보면서 무엇보다 반가웠던 것은 척추질환, 관절질환, 류머티즘관절염, 건선 등의 경우 암 환자들에게 사용한 양의 6분의 1 정도면 효과를 볼 수 있다는 내용이 있었기 때문이다.

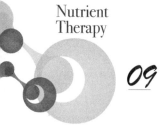

09

상어 연골로 나를 임상실험 하다

앞에서도 밝혔지만 내 몸은 약과 음식에 너무나도 예민하게 반응하는 특수 체질이다. 따라서 나는 윌리엄 박사의 자료를 검토한 즉시 나 스스로를 임상실험 하기로 했다.

당장 상어 연골을 구입해 복용하기 시작했다. 재료는 호주산이었는데, 호주산을 선택한 이유는 윌리엄 박사의 연구소가 호주에 있었기 때문이다. 캡슐에 담겨 있음에도 불구하고 상어 특유의 비린내가 코를 찔러 먹기가 역겨웠다.

하루에 3g씩 며칠 동안 섭취했더니 목을 좌우로 돌릴 때 어김없이 나던 소리가 조금 덜해졌고 통증도 약간 가시는 듯했다. 자료에 있는 대로 하루 10g씩 사용하면 효과를 볼 수 있겠다는 확신이 들었다.

그러나 상어 연골을 개발하여 공급했을 때 하루 10g을 아무 불편을 느끼지 않고 섭취할 수 있는 사람은 소수에 불과했다. 따라서 상어 연골 하루 필요량을 섭취할 수 있게 하는 방법을 찾는 것이 관건이었다. 프로폴리스를 꿀에 섞어서 상어 연골과 같이 섭취해보기도 하고 상어 연골에 달팽이 추출물을 첨가하여 만든 제품을 먹어보기도 했다. 그 외에도 여러 방법을 써봤지만 성과를 얻지 못했다.

오랜 시간 고심하고 있을 때 문득 뇌리를 스치는 생각이 있었다. 쿠바 임상실험 과정에서 상어 연골 외의 다른 성분을 일절 사용하지 않았다는 점이다. 그런데도 40%의 환자가 회복되었다면, 상어 연골 섭취량을 줄이더라도 시너지 효과를 낼 수 있는 다른 성분을 보충해주면 될 것 같았다. 암을 비롯한 각종 만성병을 앓고 있는 환자들의 경우 미량 영양소의 결핍은 심각한 수준에 있기 때문이다.

나는 상어 연골과 함께 필수지방산이 함유된 프로폴리스와 키토산을 사용했다. 사용 후 느낀 가장 큰 변화는 몸이 따뜻해진 것이다. 내 목 주위에는 노인성 반점과 사마귀같이 우둘투둘한 것들이 많이 있었는데, 혈액순환이 잘 되자 손톱으로 긁으면 쉽게 떨어지기도 했다.

이렇게 3개월을 복용하니 목욕을 해도 전처럼 피로감이 없어 매일 목욕을 할 수 있게 되었다. 척추 마디 사이에 뭔가가 들어찬 느낌이 들었고, 허리는 복대를 두른 듯 힘이 생겼다. 등도 많이 펴지고, 목과 등 부분의 통증과 항상 위에서 느껴지던 짓누르는 듯한 압박감도 많이 가셨다.

두통도 한결 덜하고 전립선의 상태도 많이 좋아져 아침 첫 소변만 약간의 잔뇨감이 느껴질 정도로 회복됐다.

이처럼 완제품이 아닌 시제품으로도 기대 이상의 효과를 얻은 나는 상어 연골 사용량을 늘리고(하루 3g에서 6g으로) 필수지방산이 함유된 프로폴리스와 키토산을 함께 사용했다. 그동안 목 보조기를 착용한 채 연구와 집필에 열중하여 상당한 무리가 있었지만 이제는 목 보조기를 벗어버릴 수 있게 됐다. 20년 가까이 통증과 함께 살아왔기 때문에 어느 정도 아픈 것은 당연한 일로 여겨왔으나 이제는 오래 앉아 있어도 별다른 통증이 느껴지지 않는 상태까지 호전됐다.

상어 연골을 복용한 약 3개월의 기간 동안 두 가지 중요한 사실을 깨닫게 되었다. 20년 동안 앓아온 질병들이 하나같이 척추와 연관이 있다는 사실과, 디스크 치료는 약물치료, 물리치료, 수술 외에 다른 방법이 없다는 고정관념에서 벗어날 수 있게 되었다는 것이다.

이렇게 상어 연골 섭취량을 하루 6g으로 줄이는 대신 미량영양소 함량이 높은 제품과 프로폴리스, 키토산 등을 섭취하게 했지만 그래도 위장장애를 호소하는 사람들이 많았다. 상어 연골에는 20% 정도 칼슘이 함유돼 있는데 그것이 문제였다.

그래서 많은 경비를 들여 상어 연골에서 칼슘을 제거하고 콘드로이틴 성분만 추출한 제품을 만들었지만 실패로 끝나고 말았다. 상어 연골에 들어 있는 칼슘을 제거하자 하루 섭취량의 5배를 먹어도 위장장애는 없어졌지만 뼈와 연골을 복원해주는 효과가 많이 떨어졌기 때문이다.

상어 연골은 몸이 찬 체질에도 맞지 않았다. 체질적인 문제는 상어 연골과 녹각(사슴뿔), 천마天麻, 콜라겐 등의 성분을 배합한 '녹천파워맥스'를 개발하여 해결할 수 있게 됐다. '녹천파워맥스'는 사상체질에서 말하는 태양인, 소양인, 태음인, 소음인 중 어떤 체질에도 잘 맞는다.

사슴뿔인 녹각은 성분과 효능 면에서는 상어 연골과 거의 같지만 성질이 따뜻하고 요통腰痛과 척수통脊髓痛을 다스려주는 효과가 뛰어나다. 게다가 천마는 뇌신경과 척추신경을 다스려주면서 모든 체질에 맞는 천연산물이다. 진통제, 근육이완제를 사용해도 아픔이 가시지 않을 때 같이 사용하면 점차 통증이 줄어 오래지 않아 진통제를 끊을 수 있게 된다.

두통으로 진통제를 달고 사는 사람들에게도 효과가 있었는데, 뇌혈관과 뇌신경이 거의 다 막혔거나 쪼그라들지 않았다면 회복이 가능하다고 말할 수 있을 정도다.

이 제품은 2008년 8월에 몽골 단기 선교 여행을 다녀온 직후에 만든 제품이다. 고질적인 척추병으로 20년을 고생한 사람이 오랜 시간 책을 쓴다고 척추에 상당한 무리가 가해진 상태에서 선교 여행을 강행한 것이 문제였다.

몽골은 사막지대라 비포장도로를 장시간 버스로 달려야 했다. 또 비좁은 비행기를 타다 보니 신체 중 가장 약한 목 부위에 진통이 시작되었다. 문제는 이전에 아프던 것과는 차원이 달랐다는 것이다. 마침 선교지에서 사용할 약들이 있어 진통제를 하루 여덟 번이나 복용해도 속만 쓰릴 뿐 전혀 듣지 않았다. 귀국할 때까지 터져 나오는 신음 소리가 일행들의 귀에 들어가지 않게 하려고 얼마나 애를 태웠는지 모른다.

한국에 돌아오자마자 상어 연골 등을 이전과 같은 방식으로 복용했지만 처음과 같은 효과는 나타나지 않았다. 서둘러 상어 연골에 녹각, 천마, 콜라겐 등을 배합한 샘플을 만들어 기존 제품과 같이 사용하기 시작했다. 일주일 정도 지나자 근육이완제와 진통제를 끊을 수 있었는데, 녹각과 천마에 대한 자료와 연구 문헌들을 많이 가지고 있었지만 직접 경험을 해보니 감탄이 절로 나왔다.

2012년과 2013년에는 '채움라이프'와 '채움후'를 개발하였다. 이 두 제품의 주원료는 알로에베라를 200 대 1로 농축한 성분이다.

이 두 제품이 개발되기 전에는 상어 연골, 녹각, MSM(천연유기유황), 글루코사민 등 뼈와 관절 연골의 구성 성분을 자신에게 필요한 만큼 섭취를 못 하는 사람들이 있었으나 이 두 제품이 개발된 이후에는 소화 기능이 약해도 자신에게 필요한 만큼의 충분한 양을 섭취할 수 있게 되었다.

이 두 제품은 인대와 힘줄 근육을 재생하고 강화시키는 효능이 아주 뛰어나다. 상처를 치유하고 세포 재생 및 증식을 유도하는 효과에 있어 알로에베라와 비교할 만한 천연산물은 아직 발견하지 못했다.

척추를 지지해주는 인대의 종류(전종인대, 후종인대, 황색인대, 극상인대, 극간인대, 횡돌기인대)는 무려 6가지나 된다. 인대와 힘줄은 대부분이 콜라겐과 신축성 단백질인 엘라스틴으로 구성돼 있는 섬유조직으로 특히 힘줄은 근육을 뼈에 부착시켜주며 강한 장력에 견딜 수 있는 구조로 되어있다.

근육을 뼈에 잡아 매주는 힘줄은 1제곱센티미터당 1240kg의 장력을 견뎌 낼 수 있고, 대퇴골은 걷는 동안 1 제곱센티미터당 80kg의 압력을 지탱해준다. 1제곱센티미터란 가로와 세로가 각각 1cm인 정사각형의 넓이를 말한다.

이런 까닭에 인대와 힘줄은 웬만한 충격에는 손상을 입지 않지만 한번 손상되면 재생이 매우 더디고 또 완전한 회복이 어렵다. 인대와 힘줄은 혈액 공급량이 아주 적기 때문이다. 뼈는 혈액량이 많아서 뼈가 부러졌을 경우 4~6주면 회복이 되지만 힘줄이나 인대는 보통 9개월 이상 소요된다.

'채움라이프'나 '채움후'를 사용하면 치유 기간을 4~6개월로 단축할 수 있다. 인대와 힘줄, 근육을 증식시켜 재생시켜주는 효과가 워낙 뛰어나다보니 세포분열이 활발한 콧속, 입술, 구강, 위, 소장, 대장, 안구, 방광, 요도, 자궁, 항문 등의 점막과 혈관 내벽 등 상피세포층의 회복 속도는 아주 빨랐다. 이 두 제품은 모든 만성질환에 처방되고 있다.

구강, 소장, 대장 등의 점막과 혈관 내벽이 회복되면 면역체계가 정상을 되찾게 되고 염증을 스스로 치유할 수 있는 치유력이 생기게 된다.

각고의 노력 끝에 회복된 뒤 나는 정보를 공유하기 위해 『천연산물의 비밀』, 『천연산물의 위력』, 『세포를 살리는 영양요법』 등 몇 권의 책을 집필했다.

내가 쓴 책을 읽고 영양 치료를 실행한 사람들이 2012년 『세포를 알면 건강이 보인다』가 출간되었을 때 13,000명이었으나 2016년 개정 증보판을 발간한 이후 25,000명으로 늘어났다.

영양 치료를 시행하는 사람들이 많이 늘어난 까닭은 '채움라이프', '채움후', '채움파워플러스', '녹천파워맥스', '천마파워골드', '초유' 등이 출시되어 상어 연골의 문제점을 보완할 수 있게 되었기 때문이다.

속 쓰림이 잦거나 만성위염, 위축성위염, 장상피화생 등 위 점막이 손상되면서 소화액이 잘 분비되지 않는 사람들은 '초유'를 사용하면 2가지 문제를 동시에 해결할 수 있다.

초유에는 성장 물질 중 가장 중요한 성장호르몬과 인슐린 유사 성장인자가 함유되어 있으며 하루 필요량의 10배를 섭취해도 속이 쓰리거나 소화가 안 되는 증상이 없다. 초유는 면역력도 높여주지만 위 점막을 회복시켜주고 성장호르몬 분비를 자극하여 근육을 성장시키는 효과도 뛰어나다.

나는 근육이완제의 부작용으로 엉덩이 근육이 빠져 한 시간을 앉아 있는 것도 힘들었는데, 67세 나이에 하루 8시간을 앉아서 책을 쓸 수 있게 된 것은 초유 덕분이다. 100% 초유 분말을 하루 8g씩 3~4개월 섭취하면 위 점막 회복에도 상당한 효과가 있지만 나이가 많아도 근육이 붙는 것을 볼 수 있다.

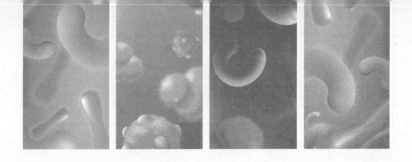

Nutrient
Therapy Part 2_

사례로 확인하는
디스크의 허와 실

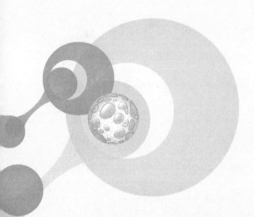

디스크 수술은 신경을 누르는 돌출된 디스크를 제거하는데 이때 돌출되지 않은 디스크는 가급적 많이 남겨 놓으려고 노력을 한다. 디스크는 척추뼈 사이에서 완충 역할을 하는 중요한 구조물이기 때문이다. 디스크를 모두 제거해 버리면 재발을 막을 수 있을 거라는 생각이 들 수도 있겠지만 전혀 그렇지 않다.

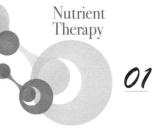

01

통증의 대명사, 만성 근골격계 질환

한국인이 아플 때 많이 쓰는 표현 중의 하나가 "뼈마디가 시리다"이다. 특히 노인들이 많이 쓰지만 50대를 넘어선 갱년기 여성들도 이 말을 자주 한다. 남성들도 여기서 예외가 될 수 없다.

의학적으로 근골격계 질환이란 흔히 말하는 목, 허리 디스크를 비롯한 어깨, 손목, 무릎 등의 관절 부위 질환을 통칭하는 것이다. 근골격계 질환의 가장 일반적인 증상은 한마디로 정의가 된다. 통증이다.

여러 병원을 전전하며 몇 번이나 수술을 받았고 시술도 여러 차례 받았지만 통증, 저림, 시림, 압박감, 감각 무딤 등의 증상이 계속된다면 모세혈관과 말초신경을 주목해야 한다.

통증이 만성화되면 인체의 신경계는 통증에 더 민감하게 되는데 만성통증은 통증 신호를 감지, 전송 및 수신하는 신경 세포를 반복적으로 자극하기 때문이다.

따라서 만성 근골격계 질환의 영양 치료 처방은 앞에서 살펴본 디스크(연골)와 인대, 힘줄 재생에 필요한 성분을 공급하며 혈관을 넓혀주고 신경 수초를 회복시켜주는 '징코후'와 '채움레시틴'을 기본적으로 사용한다.

수술 후 후유증이 심하거나, '뼈주사'라고 부르는 스테로이드 주사나 신경성형술, 신경차단술 등의 치료를 여러 차례 받았다면 2~3개월 동안은 '징코후'와 '채움레시틴'을 제품에 표기된 섭취량의 2배를 섭취해야 한다.

스테로이드 주사나 약물 치료를 받을 경우 모세혈관과 신경세포 보호막인 수초가 손상을 많이 입게 되는데 수초가 손상되면 신경 전달이 잘 되지 않아 감각 이상과 근력 저하, 통증 등 다양한 증상이 나타나며 손상이 심해지면 신경이 괴사해 버린다.

병원에서 스테로이드 치료를 할 때 한 부위에 3개월 이내에 반복 주사를 금지하며 1년에 3~4회 이상 주사를 금지하는 이유가 바로 그 때문이다.

특히 무릎 관절의 경우 목 관절이나 어깨 관절과 달리 체중의 압박으로 눌리기 때문에 스테로이드 주사를 남용하면 연골층이 녹아버리는 현상이 발생하게 된다.

서울 모 대학의 김 교수(67세)로부터 아침 일찍 전화가 왔다. 몹시 흥분한 목소리로 "정말 감사합니다. 앞으로 김 선생이 창안한 영양 치료가 널리 알려질 수 있도록 주위 지인들에게 적극 선전해 드리겠습니다. 제가 체험한 바로는 노벨상을 받고도 남을 만큼의 정말 엄청난 성과입니다"

라는 말을 쏟아냈다.

얼떨떨하는 내게 김 교수는 그동안 허리 디스크 수술 2회와 양쪽 무릎 수술 2회로 총 4회 수술을 받았지만 보행이 어려울 정도로 척추와 관절이 많이 손상되어 자세가 좌측으로 기울어져 있었다고 말했다.

오른쪽 무릎은 관절경 수술을 3회나 받았기 때문에 그것까지 치면 무려 여섯 번이나 수술을 받은 셈이다. 그래도 증상이 호전되지 않자 결국 양쪽 무릎에 인공관절을 넣는 수술을 받기 위해 병원을 물색하던 중에 내 책을 접하게 되어 수술을 연기하고 영양 치료를 시작한 것이다.

신장 173cm에 체중 72kg의 스탠다드 몸을 가진 김 교수는 양쪽 무릎에 인공관절을 삽입해야 할 정도로 좋지 않은 상황이었지만 제품을 복용한 지 40일 만에 자세가 반듯해지고 세 시간 이상 걸을 수 있게 되었다며 놀라움을 금치 못해 전화를 한 것이다.

나는 "조금 호전되었다고 해서 절대 방심해서는 안 됩니다. 운동을 너무 무리하게 하면 다시 본래대로 돌아갈 수 있습니다."라고 하며 주의하라고 당부했다.

그로부터 4개월이 지날 무렵 다시 전화가 왔는데, 이제는 테니스를 할 수 있을 정도라며 얼마나 기뻐하던지 제품 개발자로서 큰 기쁨과 보람을 느꼈다. 세 번이나 수술을 받은 오른쪽 관절이 가끔 시큰거리긴 하지만, 그래도 테니스 한 게임 정도는 가볍게 칠 수 있게 되었다는 것이다.

사례는 여기서 끝이 아니다. 경기도 용인시에 사는 안 모 씨(남, 60세)는 7세 때 척추결핵을 앓은 후 척추후만증 장애인(꼽추)이 되었는데, 하반신을 지배하는 중추신경의 장애로 목발에 의지해야만 보행이 가능할 정도였다. 거기에 설상가상으로 2년 전에는 요추3, 4번 디스크까지 탈출했다. 오랫동안 온갖 치료를 받았지만 효과를 보지 못해 낙심에 빠져 있을 무렵 지인의 소개로 필자가 이전에 출간했던 책을 읽은 후 상담을 요청해 왔다.

상담 후 영양 치료를 실행한 지 8개월이 지나자 도저히 믿기 어려운 변화가 나타났다. 척추를 감싸고 있는 연부조직에 탄력이 생기면서 밀려나온 디스크가 제자리로 들어가는 것은 물론, 항상 싸늘했던 손이 따뜻해졌고 한참 후에 발도 따뜻해졌다. 정말 믿기 어려운 일이 일어나기 시작한 것은 그 이후다.

하반신 쪽으로 혈액순환이 잘 된다는 것을 느끼기 시작한 때부터 약 3개월이 지나자 그동안 사용해 온 목발에 의지하지 않고도 걸을 수 있게 된 것이다. 젊은 사람도 아니고 60세나 된 사람이 어릴 때부터 사용해 온 목발 없이도 걸을 수 있게 된 것은 기적이라며 한참을 감격에 겨워 대화를 나누었다.

최근 집계를 내보면 13년 동안 척추관협착증 환자가 가장 많았다. 어깨에 발생하는 '회건근개파열'로 수술 날짜를 잡았지만 수술을 미루고 찾아온 환자들도 많았다. 그들은 어떻게든 수술을 피해보려고 많은 병원을 전전했으며 2년 이상 통증 크리닉 치료를 받았던 사람들이다. '회전근개파열'로 영양 치료를 시행한 사람들은 평균 6개월 이내에 회복됐다.

우리나라 병원들은 대부분 고가의 의료장비를 갖추고 있다. 그리고 의사들은 손기술이 좋아 외과 분야는 세계 최고 수준이다. 그러나 처음 병원을 찾는 환자들도 계속 증가하지만 원인을 개선하는 치료가 아니다 보니 얼마 지나지 않아 다시 재발하는 경우가 많은 것으로 나타났다.

어깨 회전근개파열과 목 디스크, 허리 디스크, 고관절, 무릎관절 수술을 받는 환자들이 매년 증가 추세에 있는데, 실제 건강보험 재정에 부담을 주는 것은 처음 병원을 찾는 환자들보다 수술 후 재발하거나 후유증으로 치료를 받는 사람들이다. 특히 허리 디스크의 경우 만성화된 환자들의 치료비가 전체 요통 환자의 90%를 차지하는 것으로 밝혀졌다.

최근 줄기세포를 이용한 치료가 주목을 받고 있지만 '줄기세포 치료' 역시 초기와 중기에만 효과가 있으며 또한 효과가 지속되는 기간이 그리 길지 않다는 사실을 참고하기 바란다.

만성화된 질환은 새로운 신약이나 의술로는 근본적인 치료가 될 수 없다는 사실은 이미 오래전에 밝혀졌었다. 이는 미국 상원 '영양문제특별위원회'에서 엄청난 예산과 인력을 동원하여 1975년부터 1977년까지 2년간의 조사 끝에 내린 결론이다.

그로부터 40년이 지난 현재 진단 및 치료 기술은 눈부시게 발전했지만 만성병, 난치병 환자가 얼마나 증가했는지 우리나라뿐 아니라 세계 34개 OECD 국가 모두가 엄청난 의료비 지출로 몸살을 앓고 있다.

영양 치료의 효과는 막혀있거나 좁아져 있던 혈관과 신경을 감싸고 있는 수초에 먼저 나타난다. 그러면 통증과 뼛속이 시리고 아리는 증상도 호전되는데 빠르면 2주 늦어도 4주면 느낄 수 있다.

그러나 목, 어깨, 허리, 무릎, 발목 등 뼈와 뼈 사이에 있는 연골과 뼈 주변을 지탱해주는 인대와 힘줄은 통증을 비롯한 다양한 증상들이 완전히 사라지더라도 3~4개월 정도는 더 관리해서 탄력을 높여주어야 한다.

인대와 힘줄의 유연성과 탄력이 회복되지 않은 상태에 있으면 관절이 원래 있어야 할 자리를 벗어나기가 쉽기 때문에 언제 또 재발할지 모른다. 앞서 설명을 했지만 뼈가 부러졌을 경우 4~6주면 회복이 된다. 뼈에는 혈관이 많아서이다.

하지만 인대와 힘줄은 대부분 콜라겐과 신축성 단백질인 엘라스틴으로 구성돼 있어 웬만한 충격에는 손상을 입지 않지만 혈관이 적게 분포되어 있기 때문에 한번 손상되면 재생되는 데는 오랜 시간이 걸린다.

척추관협착증 진단을 받았다면 더 오랜 기간이 필요하다. 척추관협착증이 있을 경우 보행 시에 다리 저림 및 통증이 느껴져 걷는 것이 힘들고 걷는 중간 잠시 휴식을 취해야 하는 경우가 많다. 이는 인대가 두껍게 자라거나 탄력을 잃은 디스크의 간격이 좁아지는 퇴행성 변화가 거의 막바지에 이르렀기 때문이다.

또한 허리보다 다리가 더 아픈 것이 특징인데 인대와 힘줄의 퇴행이 오래 지속되면 혈행장애와 신경기능장애도 일어나게 된다. 신경이 약해져서 기능장애를 일으키는 것은 디스크가 돌출되어 신경을 누르는 것과는 차원이 다르다. 신경이 단지 눌러있는 것은 척추관을 넓혀주면 신경이 정상적으로 기능을 하지만, 신경 자체에 이상이 생기면 척추관을 넓혀주어도 신경이 복구되려면 많은 시간이 소요된다.

척추관협착증의 문제점은 오랜 시간에 걸쳐 서서히 나타나는 경우가 많아 증상이 심하지 않으면 방치하기가 쉽다는 것이다. 아무튼 척추 끝에 있는 마미馬尾신경이 손상될 때까지 방치하면 안 된다.

마미신경은 하복부, 방광의 감각기능과 운동기능에 관여하는 중요한 신경이다. 이 신경이 압박을 받으면 대소변 장애가 생기거나 항문 주위의 감각이 없어지면서 발목과 발가락에 힘이 떨어지기도 한다.

척추관협착증은 급격히 악화되거나 호전되지 않는 특성이 있다 보니 비수술적 치료와 수술 치료를 비교한 연구들이 많이 있지만 완전한 치료

법이라고 알려진 것은 없다

인대와 힘줄이 굳어지고 두꺼워지는 퇴행성 변화가 수술이나 시술로 제거한 부위에만 진행된 것이 아니기 때문이다. 두꺼워진 인대와 힘줄을 긁어내면 당장은 편안하지만 상처를 입은 인대와 힘줄은 더욱 약해져 시간이 지나면 더 굳고 두꺼워지게 된다.

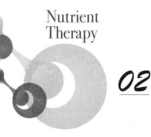

Nutrient
Therapy

02

디스크(연골)는 재생력이 있습니다

일반적으로 많은 사람들이 디스크는 재생력이 없는 것으로 알고 있다. 뼈는 혈관이 있고 혈액순환이 잘 되는 조직이어서 재생이 잘 되지만 디스크에는 혈관이 없어 재생이 안 된다는 것이다.

디스크 내부에 영양을 공급하는 혈관이 없다는 것은 사실이다. 하지만 디스크 위아래에 있는 연골종판에는 혈관이 있어 움직일 때마다 음압이 작용하여 디스크로 영양공급을 하게 되는데 20, 30대는 찢어진 디스크가 자생적으로 아물 정도로 이 조직은 신진대사가 매우 활발하다.

40대 이후에 손상된 경우 재생 능력이 제한적이고, 또 손상이 계속 진행되지만 보행을 못 할 정도로 상태가 심하다면 수술을 먼저 받아야 하겠지만 30분 정도 걸을 수 있으면 그동안의 경험에 의해 얼마든지 회복이 가능하다는 것이 필자의 생각이다.

그러나 여기서 유념해야 할 점은 디스크가 어느 정도 아물면 통증과 다양한 증상들이 줄어들거나 없어지기도 하는데 그때 중단하면 안 된다는 것이다.

디스크를 구성하는 연골세포는 신진대사가 아주 느리다. 그리고 디스크가 내적 또는 외적으로 한번 손상되면 척추골을 결합하는 인대도 같이 손상된 상태에 있기 때문에 제대로 아물기 전에 중단하면 사소한 충격을 받아도 또 찢어지게 되는데 그때는 더 아픈 상태로 몇 달을 지내야 한다.

여기서 짚어야 할 중요한 사실이 있다. 근골격계 질환을 오래 앓으면 여러 가지 합병증이 동시에 나타날 수 있다는 것이다.

그동안 만났던 근골격계 질환을 오래 앓았던 환자들은 대다수가 합병증을 가지고 있었고 영양 치료를 시행한 후 척추가 회복되자 다른 합병증도 동시에 치유되는 것을 보면서, 척추 이상이 여러 질병의 원인이 되는 것을 개인적인 경험뿐 아니라 많은 환자들을 통해서도 확인할 수 있었다.

그러나 정작 영양 치료가 어떻게 그런 효과를 내는지 설명을 제대로 하고 싶었다.

이러한 부담감은 현대의학과 한의학을 전공한 의사들이 쓴 책과 논문, 해부학, 한의학, 임상영양학, 영양치료학, 사상체질을 다룬 서적까지 두루 섭렵하고 나서야 어느 정도 설명이 가능해져서 줄어들었다.

합병증은 척추와 그 주변을 둘러싸고 있는 인대, 힘줄, 근육 등 연부 조직의 이완 및 변형의 정도에 따라 각각 다르게 나타난다는 것과 아픈 부위의 근육이 뭉치는 것은 손상을 입은 디스크를 고정하려는 몸의 반응이라는 것을 알 수 있었다.

척추가 틀어지거나 휘어진 상태에서 굳어 버리면 그 부위의 혈관과 신경이 근육에 눌려 압박을 받게 되는데, 합병증은 결국 혈액과 신경이 잘 통하지 않는 부위에 나타나게 되는 것이다.

다음 도표와 설명을 보면 이해가 쉬울 것이다.

표. 척추와 관련된 질환들

척 추			관련 부위	영향과 증상
경 추	C-1	목 부 위	머리로의 혈액공급, 뇌하수체선, 두피, 얼굴뼈, 뇌, 내이와 중이 교감신경계	두통, 신경과민, 불면증, 코감기, 고혈압, 편두통, 신경쇠약, 건망증, 현기증, 만성피로
	C-2		눈, 시신경, 청신경 정맥, 혀, 이마	축농증, 알레르기, 눈가의 통증, 귀앓이, 귀먹음, 이명, 시력장애, 사시
	C-3		뺨, 외이, 얼굴뼈, 치아	신경통, 신경염, 여드름, 습진
	C-4		코, 입술, 입 구씨관(유우스라키관)	건초열, 콧물, 청력감퇴, 인후, 편도선증식, 비대증
	C-5		성대, 인두	후두염, 목쉼
	C-6		목근육, 어깨, 편도선	뻣뻣한 목, 팔 윗부분의 통증, 편도선염, 위막성, 후두염, 만성기침
	C-7		갑상선, 어깨 활액낭 팔꿈치	감기
흉 추	T-1		손, 손목, 손가락을 포함한 팔꿈치, 아래의 팔부분, 식도와 기관지	천식, 기침, 호흡곤란, 가파른 호흡, 손과 팔 아랫부분의 통증
	T-2		심장, 관상동맥	
	T-3		폐, 기관지, 늑막, 흉부	유행성 감기, 늑막염, 기관지염 폐렴, 충혈

표. 척추와 관련된 질환들

척추			관련 부위	영향과 증상
흉 추	T-4	등 의 중 간 부 위	쓸개	황달, 대상포진
	T-5		간, 태양신경총 혈액순환	발열, 혈압문제, 약한 혈액순환 관절염
	T-6		위	위신경을 포함한 위장장애 속쓰림, 소화불량
	T-7		췌장	위궤양
	T-8		비장	낮은 저항력
	T-9		비장	알레르기, 발진(두드러기)
	T-10		신장	신장장애, 동맥경화, 만성피로, 신염, 신우염
	T-11		신장, 요관	여드름, 습진, 부스럼 등의 피부상태
	T-12		소장, 임파순환	류머티즘, 가스로 인한 통증, 불임
요 추	L-1		대장	변비, 대장염, 이질, 설사, 파열 또는 탈장
	L-2		충양돌기, 복부, 다리 윗부분	경련(쥐), 호흡곤란
	L-3		생식기, 자궁, 방광, 무릎	방광기에 생기는 질병, 심한 생 리통 또는 생리불순, 수면시 식 은땀, 무기력, 유산, 무릎통증
	L-4		전립선, 아래 등쪽의 근육, 좌골 신경	좌골신경통, 요통, 힘들고 통증 을 수반하는 잦은 배뇨, 등의 통 증
	L-5		다리 아랫부분 발목	다리의 약한 혈액순환, 부은 발 목, 약한 발목, 약한 다리, 찬 발, 다리의 경련(쥐)
천 골		골 반	좌골, 엉덩이	척주 굴곡
미 골			직장, 항문	치질, 가려움증, 꼬리뼈의 통증

내가 겪었던 것이 모든 증상을 대표하는 것은 아니지만, 도표를 보면 허리 디스크보다는 경추 디스크와 흉추 디스크의 영향을 받는 부위의 범위가 더 넓고 증상도 다양하다는 것을 알 수 있을 것이다.

디스크가 돌출됐거나 척추가 틀어졌을 때 문제가 생긴 부위와 연관된 장기에 어떤 증상이 나타나는지 조금 더 부연하겠다.

목뼈는 총 7개로 되어 있지만 신경은 8개로 구성되어 있다. 두개골과 경추 1번 사이에서도 신경근이 나오기 때문이다. 이후 목뼈 사이마다 양 옆으로 신경근이 분포되어 있다. C-1에서 C-4까지의 신경은 머리 쪽으로 연결되어 있기 때문에 이 부위에 문제가 발생하면 주로 두통이나 현기증, 가슴 답답함과 같은 증상이 나타나게 된다.

C-5에서 C-8까지의 신경은 어깨와 팔, 손가락으로 연결되어 있어 이 부위에서 디스크가 발생하면 어깨와 팔의 통증, 손 저림 증상이 생기게 된다. 경추 3-4번에 디스크가 발생하면 어깨와 가슴의 통증, 경추 4-5번 디스크는 어깨와 삼각근 통증, 경추 5-6번 디스크는 엄지와 두 번째 손가락, 경추 6-7번 디스크는 세 번째 손가락과 삼두박근 통증, 경추 7번-흉추 1번 디스크는 넷째와 새끼손가락에 통증이 나타나게 된다.

경추 7번-흉추 1번 사이 디스크가 중앙으로 심하게 탈출하여 척수를 압박하면 사지의 근력 약화, 보행 장해, 대소변 장해 등 마치 중풍과 흡사한 증상을 일으키고 심하면 사지 마비를 나타내기도 한다.

디스크가 돌출되지 않고 척추가 틀어지거나 휘어져도 신경을 누르게 되는데, 목뼈인 경추 1번이 틀어져 신경을 누르면 뇌로 가는 혈액량이 감소해 어지럼증, 고혈압, 저혈압 등이 올 수 있다.

경추 2번 신경이 눌리면 이명, 중이염 등 귀의 순환기계통과 비염 등 안면부의 이상이나 심장이 두근거리는 증상이 나타나게 된다.

경추 4번 이상은 난청, 중이염, 갑상선, 이하선 등의 질환이 나타날 수 있다. 경추 신경이 눌리는 경우에도 심장 박동에 이상이 생기거나 호흡기와 소화기 기능에 신경 장애 증상이 나타날 수 있다.

경추 앞쪽으로는 심장박동, 호흡, 소화 기능을 조절하는 자율신경이 있고 양쪽에는 대뇌에 혈액을 공급하는 동맥이 있다.

03

환자가 알아야 할 흉추(등) 디스크 이상의 부위별 증상

디스크 환자들은 뼈가 아프고 고통스러운 것만 집중할 것이 아니라 자신의 뼈 어느 부분이 어떻게 아프고 어떤 상태인지 잘 알아둘 필요가 있다. 요즘은 X-Ray가 매우 발달해 자신의 뼈 상태를 선명하게 볼 수 있다.

흉추는 12개의 척추뼈로 구성되어 있고 전체적인 모습이 등 쪽으로 불록한 흉추는 늑골과 연결되어 있어서 하나의 원통형을 이루고 있다. 흉추는 내장을 보호하기에 적합한 구조로 되어 있음을 알 수 있다.

이 흉추에서 나오는 신경 중 교감신경은 심장기능, 소화기능, 피부발한, 혈관수축 등의 자율신경기능과 밀접히 연관되어 있으며, 상부 흉추는 폐와 심장, 중부 흉추는 간과 소화기장, 하부 흉추는 신장과 부신 등의 내장기관을 지배하고 있다. 이에 흉추 2, 3, 4번이 좌측으로 휘게 되면 압박감이나 호흡곤란 등의 심장병에 걸릴 확률이 높아진다.

흉추 5, 6, 7번이 우측으로 밀리게 되면 각종 간장 질환이 발병할 확률이 높아지는데, 이런 경우 대부분 흉추가 뒤로 밀려 나와 있는 것을 발견할 수 있다.

흉추 5, 6, 7, 8번 사이에서 갈라져 나오는 신경선은 오장육부와 연결되어 있다. 오장육부는 형태와 기능 면에서 서로 구별되며 생리 활동이나 병리 변화의 측면에서는 상호 밀접한 관련이 있다.

오장은 간肝 · 심心 · 비脾 · 폐肺 · 신腎을 말하고, 육부는 담膽 · 위胃 · 대장大腸 · 소장小腸 · 방광膀胱 · 삼초三焦를 말한다.

이번엔 요추(허리) 디스크 부위별 증상을 알아보자.

허리 디스크 증상은 허리와 엉덩이, 무릎과 다리 등에 나타나며 내과적 증상은 복부와 대장, 생식기, 자궁, 방광, 전립선 등에 나타나게 된다.

요추 1번에 이상이 생기면 대장질환, 대장염, 이질, 설사, 변비, 대장파열, 탈장 등이 나타난다.

요추 2번에 이상이 생기면 충양돌기 질환, 하복부 통증, 다리 윗부분 경련, 허벅지에 쥐가 나거나 호흡곤란 등의 증세가 나타나게 된다.

요추 3번에 이상이 생기면 생식기 이상, 자궁 이상, 자궁근종, 심한 생리통 또는 생리불순, 방광 기능 이상, 방광염, 무기력, 무릎통증, 잦은 소변, 개운하지 못한 소변 등의 증상이 나타난다.

요추 4번에 이상이 생기면 전립선 이상, 전립선염, 정력 감퇴, 아래 등쪽의 근육통, 좌골신경통, 좌골신경 이상, 요통, 등 아래쪽 통증, 잦은 배뇨, 힘들고 통증을 수반하는 배뇨 등의 증상이 나타난다.

요추 5번에 이상이 생기면 다리 아랫부분 통증이나 저림, 발목통증이나 저림 증세, 발목과 발 다리의 혈액순환 장애 등의 증상이 나타난다. 골반 뼈 천추에 이상이 생기면 좌골 통증이나 저림, 엉덩이 통증, 굴곡척추. 짝다리, 휜다리 등의 증상이 나타나게 된다.

골반 뼈 미추에 이상이 생기면 직장질환, 항문 치질, 항문 가려움증, 꼬리뼈의 통증 등의 증상이 나타나게 된다.

척추질환을 앓고 있는 환자들 중에는 특히 시리고 저린 증상을 호소하는 사람들이 많은데, 이는 팔과 손, 다리와 발 등 신체 말단 부위에 주로 나타나게 된다.

우리 몸의 세포는 산소와 영양소를 공급받지 못하면 생명을 유지할 수가 없다. 따라서 혈액 공급이 제대로 되지 않을 때 손상을 가장 많이 입는 부위는 혈관이 없는 디스크(연골)와 혈관이 아주 적게 분포되어 있는 인대이다.

앞서 언급했듯이 필자는 목 디스크와 등 디스크 그리고 허리 디스크, 측만증, 후만증까지 겹쳐있는 상태였고 냉증이 심하다보니 혈액과 신경 흐름의 장애를 받지 않는 장기나 조직은 없었던 것 같다.

가장 고통스러웠던 것은 점막과 피부가 건조해지는 것과 근육이 빠지는 것이었다. 엉덩이 근육은 잠시 바닥에 앉아있는 것도 어려울 정도로 죄다 빠져버렸고, 식후 불쾌감과 속 쓰림 증상이 거의 매일 나타났으며 입안 점막은 일주일이면 4일 정도는 헐어있어 강정이나 비스킷 등 딱딱한 과자나 음식은 입에 댈 수가 없었다.

구강 점막뿐 아니라 요도와 성기, 항문 등의 점막 역시 사소한 접촉에도 벗겨지면서 출혈이 나타났다. 눈과 입안, 위장도 늘 불편했지만 심장 부위와 갈비뼈 쪽에, 어떤 때는 뇌에 이상이 생긴 것 같아 내시경, 초음파, MRI 등의 검사를 얼마나 자주 받았는지 모른다.

나는 그런 몸으로 IMF 사태를 극복해야 했다. 당시 서울과 부산에 있는 사무실 문을 닫고 대구에 있는 사무실에서 3년을 보내야 했다. 경제적 어려움으로 인한 스트레스까지 겹치자 건강은 최악의 상태로 치달았다.

더 이상 뒷걸음질 칠 수 없는 벼랑 끝에 있었지만 나 자신의 병을 약물치료와 물리치료 그리고 수술 이외의 다른 방법으로 고칠 수 있을 거라고는 상상도 못 했다.

면역체계에 혼란과 이상이 생겨 발생하는 알레르기 증상과 그렇게 불안에 떨게 했던 부정맥 증상의 원인은 흉추(등뼈)에 있었다. 한번 시작되면 누워있지도 앉아있지도 못하고 진땀이 온몸을 적실 무렵에야 가라앉는 두통의 원인은 경추(목뼈)에 있었다.

배뇨 곤란과 빈뇨, 회음부 통증 등 전립선 증상은 엉덩이와 허벅지에 근육이 생기고 허리에 힘이 생기자 현저한 차도를 보였다.

마침내 양복을 맞춰 입지 않고 기성복을 입을 수 있을 정도로 등이 펴지고 정상체온을 유지할 수 있게 된 후로는 그동안 겪었던 증상들이 거의 자취를 감추었다.

내가 그동안 쓴 책들과 개발한 제품들은 이렇듯 혹독한 대가를 치른 후에 탄생한 것이다.

제품을 개발하면서 많은 우여곡절과 시행착오를 겪었지만 고생한 만큼 보람이 있었다. 내가 건강을 되찾은 것과, 수술 후 심각한 후유증을 겪던 환자들과 각종 만성병, 난치병을 앓고 있는 사람들에게 도움을 줄 수 있게 된 것만으로도 수고한 보람이 충분했다.

근골격계 체험 사례는 수술을 받은 사람들의 것은 먼저, 수술을 받지 않고 영양 치료를 시행한 사람들의 것은 뒤에 정리했다. 이 책에 수록된 사례는 앞에서 설명했던 '징코후'와 '채움레시틴'이 개발되기 전의 것이다.

혈관을 넓혀주고 신경 전달이 잘 될 수 있게 해주면 회복 기간을 훨씬 단축할 수 있다. 10년 동안이나 진통제를 끊지 못했던 사람도 약을 끊을 수 있었다.

유 모 씨(여 68세)는 목, 허리 협착증과 측만증으로 진통제를 10년 동안이나 복용해 왔는데 영양 치료를 시작하고 2개월이 지날 무렵 진통제를 끊었다는 연락을 받았다.

40세 때 뇌종양 수술을 받고 오른쪽이 마비된 상태라 지팡이를 짚고 10분 정도 걷는 것이 전부였는데 2개월이 지나자 진통제를 끊을 수 있게 됐고 허리와 다리에도 힘이 생겨 1시간을 걸었는데 다음 날 약간의 통증이 있었지만 진통제를 먹을 정도는 아니라고 했다.

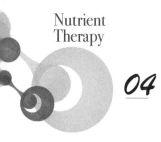

04

디스크 수술! 치료의 끝이 아니라 과정이다

    한국 의사들의 수술 실력은 정형외과 분야에서도 세계적인 인정을 받고 있다. 과거에는 수술 기법을 배우러 유럽이나 미국 등에 연수를 갔는데 최근엔 한국의 수술 실력이 입소문을 타면서 우리나라를 찾는 해외 의료진과 환자도 크게 늘었다. 그러나 디스크 질환은 수술 기술이 아무리 뛰어나도 후유증과 재발의 우려를 완전히 배제할 수 없다.

    '신경을 누르던 디스크를 없앴으니 더 이상 고통이 없겠지'라고 생각할 수 있지만, 수술을 할 경우 척추의 지지 구조 일부가 제거되어 신체의 구조가 바뀌는 것이고 이는 곧 디스크 기능 약화로 이어지게 되는 것이다.

    지금까지 연구를 통해 발표된 자료에 따르면 허리 디스크를 수술한 후 재발할 확률이 무려 50%에 이르며, 10명 중 1명 이상은 5년 내 다시 수술을 받는 것으로 나타났다.

디스크 수술은 신경을 누르는 돌출된 디스크를 제거하는데 이때 돌출되지 않은 디스크는 가급적 많이 남겨 놓으려고 노력을 한다. 디스크는 척추뼈 사이에서 완충 역할을 하는 중요한 구조물이기 때문이다. 디스크를 모두 제거해 버리면 재발을 막을 수 있을 거라는 생각이 들 수도 있겠지만 전혀 그렇지 않다.

디스크를 완전히 제거하고 빈 공간에 자신의 골반에서 채취한 작은 뼛조각이나 동종골(다른 사람의 뼈), 혹은 인공뼈를 채워 넣어 위아래 척추를 통뼈로 만드는 유합술이 있다. 그러나 유합술의 경우 수술을 받은 부위의 위아래 인접 분절에서의 퇴행성 변화가 자연 발생적인 퇴행성 변화보다 그 진행 속도가 더 빨리 나타나는 것으로 보고되고 있다.

이런 수술은 수술 후 디스크의 원래의 역할인 관절 기능 및 충격 흡수 기능도 상실되지만 하나가 유합술에 의해 고정되면 이 일을 나머지가 나누어서 해야 하기 때문에 남아있는 디스크에 과도한 부담을 주게 된다.

이러한 단점을 보완하기 위해 한 단계 발전된 형태의 인공 디스크가 개발되어 현재 사용되고 있다. 최근에는 쿠션 역할과 유연성을 갖춘 인공 디스크가 개발되어 수술 후 척추를 수술 전과 같이 움직일 수 있게 되었으며 입원 기간도 현저히 단축되었다.

그러나 인공 디스크를 넣어야 할 정도로 디스크가 주저앉은 상태라면 인대 등 척추와 그 주변 조직들의 상태도 염두에 두어야 한다. 돌출된 디스크의 일부만 제거해도 척추의 다른 부위에 부담을 주게 된다. 요추 4-5번 디스크 수술을 받으면 수술을 받은 곳에서 또 재발이 되거나,

수술을 받은 위나 아래 부위 디스크가 돌출되어 재수술을 받게 되는 것이다.

체험 사례는 수술을 받은 사람들의 것을 먼저, 수술을 받지 않고 영양 치료를 시행한 사람들의 것은 뒤에 정리했다.

수술이 불가피한 경우가 있지만 수술을 받았지만 증상이 여전하거나 후유증으로 고통을 받고 있다면 이 책을 통하여 수술은 치료의 종결이 아니라 치료의 시작이라는 사실을 인식할 수 있기 바란다.

신 모 씨(남 47세, 신장 175cm, 체중 72kg)는 요추 3-4번 사이에 디스크가 돌출되어 수술 판정을 받았으나 물리치료와 약물치료, 카이로프랙틱, 한약 치료와 침 치료를 받으면서 15년을 버티다가 결국 수술을 받았다고 한다. 오른쪽 무릎과 왼쪽 어깨에도 퇴행성관절염이 있었다.

수술을 받을 당시 MRI상 요추 4-5번 간에 협착이 있었지만 심하지 않아 요추 3-4번 사이에 돌출된 디스크를 제거하는 수술을 받았다. 수술 후 4개월이 지나서는 심한 후유증이 나타나 정상적인 생활이 어려워졌다.

아침에 일어나면 자세가 왼쪽으로 틀어졌으며 허리를 굽힐 수 없어 선 채로 샤워를 해야 했다. 속옷과 양말을 부인이 입혀주고 신겨줘야 했으며 오후가 되어서야 어느 정도 허리를 굽힐 수 있었다. 수술을 받은 오른쪽 허리 부분의 근육은 뭉쳐 있는 것 같고, 왼쪽 허리는 속이 텅 빈 느낌이 들었다고 했다.

영양 치료를 시작한 지 한 달이 지나면서 무릎과 어깨에 나타나던 통증이 훨씬 가벼워졌고 45일 후에는 허리에 힘이 생겼으며 몸이 왼쪽으로 기울어지는 각도가 절반 정도로 줄어들었다. 허리를 굽히는 것도 오전

중에 가능하게 되었으며 저녁 시간에 수영을 할 수 있게 되면서 회복 속도가 눈에 띄게 빨라졌다. 허리의 뭉친 근육이 풀리고 속이 텅 빈 것처럼 느껴졌던 부위가 채워지는 느낌이 든다며 감사의 전화를 했다.

하루는 예전처럼 하루 꼬박 등산을 했는데 산에서 내려올 때 무릎이 조금 시큰거렸지만, 허리에는 무리가 없었다고 했다. 신 씨의 경우 영양 치료에 대해 몰랐더라면 재수술을 받았을 것이고, 처음 수술을 받았을 때보다 더 심한 후유증을 겪었을 것이다. 신 씨는 요추 3-4번 사이 디스크는 일부 제거했고, 요추 4번-5번에 척추협착증이 진행되어 있는 상태였다.

옥 모 씨(남 49세, 신장 175cm, 체중 72kg)는 요추 4-5번, 요추 5번-천추 1번 추간판 탈출증으로 수술을 받았다. 수술을 받은 지 2년이 지났을 때 다시 통증이 나타나 인대 강화 주사를 10회 정도 맞았지만 크게 개선되지 않았다.

재수술에 대한 부담감으로 전전긍긍하고 있을 때 지인의 소개로 영양 치료를 시작했다. 몸이 따뜻했고 소화력도 좋은 편이었지만 2개월까지는 뚜렷한 변화가 없었다.

4개월이 지나자 허리와 엉덩이 통증은 거의 느껴지지 않을 정도로 회복되었으나 오른쪽 다리 정강이 부분에는 가끔씩 통증이 있다고 했다.

유 모 씨(남 69세, 신장 162cm, 체중 56kg)의 경우도 꼭 소개하고픈 사례다. 그는 10년 전에 요추 4-5번 사이 디스크 수술을 받았고 다시 재발해 2차 수술을 받았다. 2번의 수술을 받았지만, 정확히 한 달 동안 진통제를 먹지 않고 지낼 수 있었다고 한다. 통증은 계속 있었지만, 디스크 수술을 집도한 병원에 가서 재검을 받아보았고 다른 병원에서도 김진을 받아보았지만 MRI싱에는 이상이 없다는 소견이 나왔다.

30대부터 앓아온 목 디스크가 악화되어 목을 가누는 것도 어려웠던 유 씨는 나이도 많았지만 영양 치료를 시작할 당시 수족냉증이 심했고 근육이완제와 진통소염제를 하도 오래 사용하여 근육이 거의 없었다. 그나마 30분 정도 걸을 수 있는 근력이 남아 있다는 것에 희망을 걸고 시작했다.

2개월이 지날 때까지는 진통제를 하루 2번은 먹어야 했다. 4개월이 지나 체중이 1.5kg 정도 증가하면서 진통제를 하루 1번으로 줄일 수 있게 되었고 왕복 1시간 30분 거리인 집 뒤에 있는 나지막한 산을 한 번 정도 쉬고 걸을 수 있게 되었다.

5개월 후에는 쉬지 않고 걸을 수 있게 되었지만 약을 완전히 끊지는 못했다. 8개월이 지나서야 모든 약을 끊을 수 있었는데, 유 씨는 목 디스크가 있는 상태에서 허리 디스크 수술을 두 번이나 받았고, 오랜 기간 근육이완제와 진통제를 복용해왔으며 게다가 일자목에 일자허리로 체중이 10kg이나 빠진 상태였다.

이 모 씨(남 59세, 신장 170cm, 체중 68kg)는 디스크 수술을 2번 받았던 사람이다. 처음에는 요추 3-4번 사이 디스크 파열로 수술을 받았고 6개월 후에는 요추 4-5번 척추관 협착증으로 수술을 받았다. 목 디스크 진단은 10년 전에 받았지만, 목이 아프진 않았고, 빈혈이 심했으며 두통이 있었다. 통증은 허리 아래 꼬리뼈 위쪽과 오른쪽 고관절 엉치뼈 부위에서 나타났다.

수술 후 한의원 치료를 받고 조금 호전된 상태에서 영양 치료를 시행했는데 4개월 정도 지났을 때 허리 통증과 엉치 쪽 통증은 거의 없어졌으나 빈혈과 두통은 큰 차도가 없었다.

걷기 스트레칭 등 운동을 매일 하고 있고 목 디스크 때문에 목 베개를 오래전부터 사용해 왔다는 이 씨에게 척추교정을 받도록 권했다. 일주일에 2번씩 2개월 동안 교정을 받고 나서는 빈혈과 두통이 없어졌다는 연락을 받았다. 경추(목뼈)는 뇌의 혈액 공급을 조절하는 신경다발과 뇌로 혈액과 산소를 공급하는 척추동맥이 지나가는 부위이다. 따라서 일자목이거나 역 C자목 그리고 목 디스크 등이 있으면 목 부위의 신경과 혈관이 압박을 받아 두통과 어지럼증, 이명 등의 증상과 팔과 손이 저리는 등의 증상이 나타나게 된다.

최 모 씨(남 65세, 신장 162cm, 체중 65kg)도 요추 4-5번 사이에 돌출된 디스크를 제거하는 수술을 받았다. 수술 후에도 약간의 통증이 있었지만 3년이 지날 무렵에는 걷는 것이 어려워지고 다리에 저린 증상이 심해져 검진을 받아보니 요추 4-5번과 요추 5번-천추 1번에 척추관 협착증이 발견되어 다시 수술을 받아야 했다.

재수술 후에도 통증이 계속되어 물리치료, 재활치료를 3개월 동안 받았지만, 여전히 걷는 것이 힘들어 누워서 지내는 시간이 많았다. 운동의 중요성은 알고 있었지만 걷는 것이 어려워 운동을 제대로 못 하게 되었을 때 영양 치료를 시작했다. 다행히도 3개월이 지나면서 허리와 다리에 힘이 생겨 하루 1시간 이상 운동을 할 수 있을 정도로 호전이 되었다. 6개월이 지날 무렵에는 약간의 동통은 있으나 뛰어다닐 정도가 되었고 정상적인 생활이 가능해졌다.

척추관 협착증 수술은 디스크 수술처럼 간단하지 않다. 최근에 시행되고 있는 척추관 협착증 수술은 미세현미경과 내시경 등을 이용해 좁아진 척추관 통로의 안쪽을 홈을 파듯 갉아내어 구멍을 넓혀주므로 기존의 수술 방법에 비해 위험도가 높지 않다.

하지만 기존의 척추관 협착증 수술은 환부를 5~10cm 정도 절개를 하고 척추뼈를 이루는 Y자 형태의 후궁의 일부를 잘라 내야 했다. 이 수술법은 척추뼈가 고정되지 않고 활동할 때마다 움직이는 문제를 막기 위해 나사못으로 고정하기도 했다.

최 씨는 기존의 방법으로 수술을 받았고 또 진통제를 오래 복용해왔지만, 다행히 몸이 따뜻하고 위장이 튼튼한 태음인 체질이라 효과를 많이 볼 수 있었다.

Nutrient
Therapy

05

디스크 환자들의 다양한 영양 치료 사례 1

앞에서도 몇 분 척추질환자들의 치료 사례를 열거했지만 이제 본격적으로 사례들을 더 많이 소개하고자 한다. 내가 사례를 많이 열거하는 이유는 내가 만든 제품의 효능이 대단하다고 자랑하려는 의도가 결코 아니다.

물론 그런 것도 없지 않겠지만 보다 큰 이유는 독자 중 여기와 비슷하게 해당하는 사례가 있을 것이고 그 사례를 통해 자신의 상태에 대한 진단과 치료에 도움을 얻을 수 있다고 보기 때문이다.

이제 본격적으로 사례 소개를 시작해 보겠다.

김 모 씨(남 61세, 신장 168cm, 체중 70kg)는 요추 3-4번 사이의 디스크가 돌출되어 수술을 받았고, 허리 디스크 수술을 받은 지 1년 만에 목 디스크(경추 4–5번) 수술을 받았다.

허리 디스크 수술 후 허벅지와 다리 엄지발가락 부분이 무디고 저린 증상이 남아있었고, 목 디스크 수술 후에는 양쪽 어깨와 등의 통증이 있었지만, 그래도 5년간은 그런대로 지낼 만했다고 한다.

그 후로는 하루가 다르게 상태가 나빠져 수술을 받았던 병원에서 다시 검사를 받아보니 경추 1–2번 사이가 많이 벌어져 있다는 진단이 나왔다. 이번에는 1–2번 경추를 하나로 묶어 고정하는 수술을 받아야 한다는 설명을 듣고 수술에 대한 부담이 커 망설이고 있을 때 지인의 소개로 영양 치료를 시작하게 되었다.

당뇨는 없었고 혈압약을 복용하고 있었으나 몸은 따뜻했고 소화력이 좋아 영양 치료를 시작한 지 40일이 지날 무렵 허리에 복대를 찬 것처럼 든든하게 느껴진다고 했다. 목과 양쪽 어깨와 등 쪽에 나타나는 통증은 큰 차도가 없었으나 3개월이 지나자 발 저림 증상과 발바닥의 감각 무딘 현상이 조금 개선되었고 어깨와 등의 통증도 감소하였다.

최 모 씨(남 57세, 신장 170cm, 체중 63kg)는 요추 4–5번 디스크가 빠져나와 내시경으로 수핵을 제거하는 수술을 받았다. 수술을 받은 지 1년 만에 다시 재발하여 이번에는 환부를 절개하여 돌출된 디스크를 잘라 내는 수술을 했다고 한다.

최 씨의 건강 상태는 전반적으로 좋지 않았다. 위축성위염과 위하수가 있었고, 탈장 수술을 2번이나 받았으며, 한 시간에 한 번씩 소변을 봐야 할 정도로 심한 전립선 비대증을 앓고 있었다. 수술을 받기 전에도 허리에 힘이 없어 오래 서 있을 수가 없었고 수족 저림이 심했으며 목과 등, 어깨가 자주 아팠다고 한다.

속 쓰림 증상은 거의 매일 있었고 시력도 약했지만, 어지럼증도 심해 조기 퇴직에 대해 고민하고 있을 때 내가 쓴 책을 읽었다고 한다. 최 씨와 한 시간가량 상담을 나누었는데 호흡기관, 소화기관, 배설기관, 생식기관 그리고 척추를 싸고 있는 근육, 내장을 받쳐주는 근육 등 어느 한 군데도 성한 곳이 없는 것 같았다.

우리의 몸은 뼈와 인대로 기본 틀을 이루고, 이 틀 위에 붙어서 힘을 일으키는 조직이 근육이다. 근육은 세 가지, 즉 골격근, 심근, 내장근으로 나눌 수 있다. 골격근은 대부분이 골격에 부착하여 관절 운동, 표정 및 저작 등의 운동에 관여한다.

내장근은 위, 장, 혈관, 자궁, 방광, 요관 등 속이 빈 장기의 벽에서 볼 수 있으며 내장의 자율적인 운동에 관여하는 근육이며 심근은 심장을 구성하는 근육을 말한다.

최 씨의 상태는 모든 점막과 근육이 다 약해져 있는 상태였다. 이런 경우 약물치료와 수술을 받게 되면 부작용과 후유증이 많이 발생하게 된다. 최 씨의 경우 다른 무엇보다 점막이 회복되어야 하고 뼈를 받쳐주는 골격근과 내장에 분포하는 내장근이 회복돼야 한다.

다행히도 최씨는 영양 치료를 시행한 지 2개월 만에 허리에 힘이 생겨 그 전에는 3시간 서 있는 것이 한계였는데 5시간 이상 서 있을 수 있게 되었으며 항문이 빠지는 증상도 많이 호전되었다.

매일 복용했던 위장약을 일주일에 한두 번으로 줄일 수 있게 되었고, 허리에 힘이 생기면서 소변 보는 횟수와 수족이 저리는 증상이 많이 줄어들었으며 속 쓰림 증상과 어지럼증도 호전되었다.

이 모 씨(여 57세, 신장 160cm, 체중 53kg)는 목 디스크에 허리 디스크가 있는 상태에서 척추압박 골절이 발생하여 척추성형술을 받았다. 척추성형술을 받고 나자 허리를 펼 수 있게 되었지만, 통증은 여전했다.

당뇨를 12년째 앓고 있고 2년 전부터 추위를 많이 타게 되었는데 손발이 차고 수족 저림이 매우 심했다. 당뇨환자에게 저체온증이 생기는 것은 아주 위험한 것으로 체온이 내려가면 혈관과 신경이 파괴되는 속도가 빨라진다.

저체온증은 우리 몸의 전반적인 신진대사를 나쁘게 하고 세포의 활성을 저하시키기 때문인데 특히 혈관이 없는 디스크나 혈관이 적게 분포되어 있는 인대 등의 조직에 미치는 영향은 매우 심각하다.

다행히도 이 씨는 원래 몸에 열이 많은 체질이라서 영양 치료를 시행한 지 2개월 후 몸이 따뜻해지면서 손발이 저린 증상과 통증이 상당히 호전되었다. 선천적으로 몸이 냉한 사람들은 체온을 높여 그 상태를 유지하려면 꾸준한 관리가 필요하지만 원래 몸이 따뜻했던 사람들은 회복이 빠르다.

당뇨를 오래 앓았고 수술까지 받았기 때문에 최소 8개월 정도는 꾸준히 관리해야 한다고 당부했지만, 경제적인 이유로 증상이 조금 호전되면 중단했다가 증상이 나타나면 다시 시작하는 것을 반복하고 있다.

황 모 씨(남 61세, 신장 165cm, 체중 65kg)는 요추 4-5번 디스크 수술을 받은 지 10년 만에 목 디스크가 발생하여 또 수술 판정을 받았다. 허리 디스크 수술을 받은 지 10년이 지났음에도 날씨가 흐리거나 비가 오는 날이면 진통제를 먹어야 했다.

이런 상황에서 또 경추 6-7번 사이 디스크가 돌출된 것이다. 최근에는 통증이 허리와 목과 어깨까지 겹쳐서 일어나고 손에 힘이 없어 글을 쓸 수 없게 되었다.

8년 전쯤에 뇌졸중으로 쓰러진 적이 있었던 황 씨는 수술을 받는다고 해서 해결될 문제가 아니라는 생각이 들었다고 한다.

오래전에 대충 살펴보고 책꽂이에 꽂아두었던 『천연산물의 위력』을 다시 꺼내 읽고 영양 치료를 시작했다. 이 책은 2001년도에 발간된 책이다. 일상생활이 어려울 정도로 증상이 심했지만, 영양 치료를 시작한 지 불과 2개월 만에 놀라운 차도를 보였다.

허리에 힘이 들어오면서 허리와 목, 어깨 부분의 통증이 사라졌고 팔 저림, 손 저림 등의 증상도 상당 부분 호전되었다. 황 씨는 몸을 움직이는 것을 매우 싫어했으나 상황이 상황인 만큼 운동을 열심히 했다고 한다.

혼자서 할 수 있는 자세교정 운동과 하루 40분 정도 걷는 운동이 전부였으나 그 결과는 놀라웠다. 황 씨는 허리 디스크 후유증이 남아있는 상태였다. 뇌졸중으로 쓰러진 적도 있었고, 어지럼증도 있었다.

4개월이 지나자 일상생활에 지장이 없을 정도로 회복이 되었는데 모든 증상, 즉 통증과 저림 증상, 어지럼증이 동시에 호전되었다. 소화력이 좋고 몸이 따뜻하며 정상체중을 유지하고 있는 사람들은 증상이 심해도 회복 속도는 더디지 않았다.

06

디스크 환자들의 다양한 영양 치료 사례 2

남 모 씨(남 65세, 신장 172cm, 체중 68kg)는 허리 디스크 진단을 받고 요추 4-5번 수술을 받았으나 1년이 지났는데도 계속 통증이 있어 수술을 받은 병원에 가서 다시 검사를 받았다. MRI상에는 디스크가 잘 제거되었고 수술 전에 보이지 않았던 신경도 잘 보인다고 했다.

검사상 아무 이상이 없다는 말에 위안을 얻고 통증이 사라질 날을 기다리고 있는데, 최근 전립선 관련 수치가 너무 높게 나와 조직검사를 하라는 소견서가 나왔다.

건강검진에서 측정한 전립선암 수치(PSA)가 18(정상 0-4)로 높게 나와 확진을 위하여 조직검사를 받았다. 전립선비대증을 오래 앓아 걱정을 많이 했었는데 다행히도 검사 결과 암이 아닌 것으로 확인이 되었으나 전립선의 크기가 너무 커 전립선을 절제하는 수술을 권유받았다.

전립선을 제거하는 수술을 해야 할지 말아야 할지 고민하던 중에 예전에 읽었던 책『세포를 알면 건강이 보인다』에서 '척추와 질병과의 상관관계'라는 소제목을 본 기억이 떠올라 상담을 원했다.

일단 허리 통증도 있고 해서 영양 치료를 3~4개월 정도 시행해보고 허리 통증과 소변 보는 횟수, PSA 수치 등이 얼마 정도 차이가 나는지를 관찰해본 후에 수술 여부를 결정하기로 했다.

남 씨는 영양 치료를 시행하면서 술 담배를 끊었으며 그렇게 싫어했던 운동을 하루도 빠지지 않고 했다.

40일이 지나자 허리에 힘이 생기면서 척추수술후유증으로 인한 통증이 상당히 호전되었고, 3개월이 지났을 무렵에는 다리 근육에 탄력이 생기면서 자다가 소변을 보는 횟수가 3~4회에서 1~2회로 줄어들었다. PSA 수치도 8로 떨어져 전립선비대증 수술에 대한 부담도 덜 수 있었다.

홍 모 씨(남 59세, 신장 176cm, 체중 68kg)는 허리 디스크 수술을 2번 받았다고 했다. 12년 전에 요추 4-5번 사이 디스크 수술을 받았고 두 번째 수술은 4년 전에 요추 5번-천추 1번 디스크 수술을 받았다.

수술 후유증으로 고통을 겪고 있는 상태에서 또 역류성 식도염 수술을 받았는데, 오랫동안 제산제 등의 약을 복용해 왔지만, 증상이 너무 심해 수술을 받지 않을 수 없었다고 한다. 수술 후 신물이 넘어오고 속이 쓰리고 가슴이 타는 증상은 호전되었으나, 한군데 아픈 곳이 없어지자 허리 다리가 더 많이 아픈 것 같고 무엇보다 다리의 근육이 죄다 빠져 걷는 것이 힘들다고 했다.

엉덩이 근육과 허벅지 근육 양쪽이 다 빠졌지만, 왼쪽 허벅지는 오른쪽보다 무려 10cm나 차이가 났다. 수술 후 재활치료와 한의원에서 한약과 침, 뜸, 추나요법 등의 치료를 꾸준히 받았지만, 근육이 빠지는 것을 막아내지 못했다. 게다가 야간에 소변을 4번이나 볼 정도로 전립선 비대증이 심했고, 소변이 조금만 고여도 참지 못해 지릴 때가 있었고 대변을 지릴 때도 있었다고 한다.

상담을 나누어 보니 횡문근융해증 증상과 비슷해 보였다. 횡문근융해증이란 술과 무리한 운동으로 인해 유발되는 질환으로 횡문근의 근육세포가 괴사해 녹아내리는 병을 말한다.

횡문근은 운동신경으로 지배되고 있는 대부분의 골격근을 말하는데, 홍 씨는 골격근뿐 아니라 위 괄약근, 항문 괄약근, 요도 괄약근의 손상도 심한 것으로 보였다.

위 괄약근이 느슨해져 위 내용물이 위산과 함께 식도로 올라가는 것을 차단해주지 못하면 역류성 식도염이 발생하게 되고, 항문 괄약근과 요도 괄약근이 손상을 입거나 느슨해지면 소변과 대변을 조절하고 통제해주는 능력을 상실하게 된다.

척추질환을 오래 앓은 사람 중에서 홍 씨와 같이 역류성 식도염을 앓는 사람들이 상당히 많았으며 변실금과 요실금 등 괄약근의 이상으로 고생하는 환자들도 더러 있었다.

홍 씨는 원래 아주 건강했던 사람이다. 단 하루도 술을 먹지 않은 적이 없었으며 한번 마시면 소주 3병에 맥주 5병 정도는 기본이었고 여기에 양주까지 마시는 날도 있었다고 한다.

게다가 운동도 골프와 테니스 등 몸의 한쪽만을 이용하는 운동을 오래 했다. 척추를 지탱해주는 근육뿐 아니라 요도와 항문 괄약근 손상이 워낙 심한 상태여서 영양 치료를 시행한 지 2개월이 지나도 차도가 거의 없었다.

4개월이 지나면서 엉덩이와 허벅지에 근육이 조금씩 붙기 시작했고 5개월이 지날 무렵에는 40분 정도 걸을 수 있게 되었지만, 효과가 너무 미미하다며 영양 치료를 중단하고 예전에 받았던 한약과 추나요법 치료를 다시 시작했다는 연락을 받았다.

한의원에서 4개월 동안 치료를 하면서 비교해보니 근육이 붙으면서 힘이 생기는 효과는 영양 치료가 더 나은 것 같다며 다시 시작한 지 3개월이 지날 무렵 근육이 제법 많이 붙었고 탄력도 좋아졌으며 소변과 대변의 상태도 많이 호전되었고 빠른 걸음으로 1시간 정도는 걸을 수 있게 되었다.

1년 6개월이 지나서야 허벅지 둘레가 비슷해졌고 엉덩이 근육을 비롯한 하체 근육이 상당히 튼튼해졌지만, 이전과 같이 회복된 것은 아니고 통증도 가끔 나타나지만, 진통제를 쓸 정도는 아니라고 한다.

홍 씨는 이만큼의 회복도 영양 치료 덕택이라며 감사를 표했다. 척추에 이상이 생기면 다양한 내과적 질환과 통증을 유발하게 되는데 요실금과 변실금도 골반 근육이 약해졌을 때 나타나게 되는 것이다.

골반 앞쪽 근육이 약해졌을 때는 요실금 증상이 나타나고 골반 뒤쪽의 근육까지 약해지면 변실금 증상이 나타나게 된다.

유 모 씨(남 29세, 신장 168cm, 체중 62kg)는 요추 4-5번 디스크 수술을 받았으나 수술을 받은 지 1년이 채 안 되어 재발하여 다시 수술을 받아야 했다.

처음에는 레이저 수술을 받았으나 두 번째는 척추 뼈에 골극이라고 하는 가시가 형성되어 피부를 절개하는 재래식 방법으로 수술을 받았다. 수술 후 신경유착과 염증이 나타나 오래 치료를 받았으며, 수술을 받은 부위가 텅 비어있는 듯한 느낌이 들었고 허리 펴는 것이 힘들었으며 후만증(등이 굽는 증상)으로 등에 통증이 심해 정상적인 생활이 어려웠는데, 이런 상태로 4년을 지냈다고 한다.

그동안 물리치료와 한의원에서 침 치료를 받았지만, 전혀 호전이 없었다. 하루는 서점에 들러 자신에게 도움이 될 만한 책이 있는가 하고 한참을 뒤지다가 『세포를 알면 건강이 보인다』를 보게 되었다고 한다.

상담 후 곧바로 영양 치료를 시작했으나, 골극이 생길 정도로 뼈의 퇴행이 심해 효과가 빨리 나타날 것 같지 않았다. 하지만 예상과 달리 2개월이 지나자 현저한 차도를 보이기 시작했다.

텅 비어있는 듯한 느낌이 들었던 허리에 지지대를 받친 것처럼 힘이 느껴지면서 하루 1시간 이상 운동을 할 수 있게 되자 등 부분의 통증은 거의 느껴지지 않는다고 했다.

6개월이 지날 무렵에는 굽어있던 등도 많이 펴졌지만 모든 증상이 회복되어 직장 생활을 할 수 있게 되었다. 유 씨는 소화력이 썩 좋지는 않았지만, 몸은 따뜻한 편이었다.

많은 분들의 사례를 열거했다. 영양 치료가 정말 효과적으로 디스크 환자들에게 도움이 된다는 사실을 독자들은 확인했을 것이다. 이분들은 직접 전화를 하거나 찾아와 영양 치료를 받은 분들이기에 그 자료가 다 남아 있다. 이름을 확실하게 기록하지 않은 것은 개인들의 신상을 밝히지 않는 것이 출판물의 원칙이기 때문이다.

Nutrient
Therapy

07

수술을 받지 않은 사람들의 영양 치료 사례

앞에서 밝힌 치료 사례는 모두 디스크 수술을 받은 사람들의 경우였다. 지금부터 살펴볼 체험 사례는 수술은 받지 않았지만 대부분 수술 판정을 받았던 이들이다.

이들은 물리치료, 약물치료, 통증클리닉, 인대강화주사, 신경차단술, 무중력감압치료, 운동치료, 척추교정, 추나요법, 한약과 봉침 등의 치료를 두루 거쳤고 또한 거의가 한두 가지 합병증을 가지고 있는 사람들이라고 할 수 있다.

증상이 어떻든 하루 한 시간 정도 보행이 가능한 사람들은 호전 속도가 빨랐다. 특히 소화력이 좋고 몸이 따뜻한 체질을 가지고 있는 사람들은 놀라운 회복세를 보였다. 반면에 소화력이 약하고 몸이 냉한 체질을 가진 사람은 치유 기간이 오래 걸렸다.

유 모 씨(남 78세, 신장 165cm, 체중 64kg)는 뼈대가 굵고 근육이 많으며 몸이 따뜻한 태음인이었다. 유 씨는 나이가 많은 데다 디스크가 두 곳이나 돌출돼 있었고 척추관협착증에 퇴행성관절염까지 겹쳐 있었다.

통증과 저림 증상이 심해 온갖 치료를 받았음에도 불구하고 증상이 나아지지 않았으나 영양 치료를 시행한 지 불과 2개월 만에 모든 증상들이 사라졌다.

소화력이 좋고 몸이 따뜻한 소양인도 효과가 빨랐다. 증상이 나타나지 않더라도 3~4개월 정도는 더 관리를 해야 하는데, 필자의 조언을 받아들이는 사람은 많지 않았다.

홍 모 씨(남 35세, 신장 172cm, 체중 67kg)는 MRI상에 요추 3-4번, 4-5번이 검게 나왔고 조금 돌출되었지만, 수술을 받을 정도는 아니라는 진단을 받았다. 통증은 심하지 않았으나 몸을 움직이면 목, 허리, 고관절, 무릎 등 모든 관절에서 소리가 나 영양 치료를 시작했는데 불과 한 달이 채 안 되어 관절에서 나던 소리는 완전히 사라졌다.

목과 허리, 혹은 관절에서 소리가 나는 것은 인대와 힘줄 등 척추를 지탱해주는 연부조직이 꽉 조여져 있지 않고 느슨해져 있어 불안정한 상태인 것이다.

무릎에서 소리가 나는 것도 허리와 다르지 않다. 소리가 나는 무릎을 영어로 '스내핑 니snapping knee'라고 하는데 관절 자체의 문제보다는 관절 주위로 돌출된 뼈에서 관절 주위를 지나가는 힘줄이나 인대가 미끄러지거나 근육과 힘줄 사이 마찰로 인해 나는 소리인 것이다.

통증이 없다면 아직 심한 것은 아니지만 그래도 소리가 계속 반복되면 연골연화증이나 퇴행성관절염으로 진행되지 않도록 예방하는 것이 중요하다. 무릎연골은 원래 매끈하고 단단하지만 연골손상이 시작되면 표면이 게살처럼 일어나거나 갈라지고 닳아 너덜거리게 된다.

소리가 나도 통증이 심하지 않은 경우가 많기 때문에 그냥 방치하는 경우가 많은데, 추간판이나 연골판은 혈관과 신경이 없기 때문에 한번 손상이 되면 이전만큼의 완전한 회복이 어려우므로 초기 단계 때 관리를 시작해야 한다.

정 모 씨(여 72세, 신장 162cm, 체중 58kg)는 검사 결과 추간판 탈출증과 척추관 협착증, 측만증이 있다는 진단을 받았다. 척추측만증에 요추 3-4번 사이의 디스크가 돌출되었고, 요추 4-5번과 요추 5번-천추 1번에 척추관협착이 있었다.

진단을 내린 병원에서는 수술하면 지금보다 상태가 더 나빠질 수 있다고 해서 약물치료와 물리치료, 침 치료를 받으면서 겨우겨우 지내왔으며 양쪽 무릎에도 관절염이 있었고 불면증으로 5년 동안 수면제를 복용해 왔다고 했다.

위장은 튼튼했으나 진통제 등의 약을 오래 복용하여 많이 약해져 있었고 몸이 따뜻한 편인데도 사계절 내내 감기를 달고 살았으며 어지럼증도 심했다. 영양 치료를 시작한 지 3일 만에 위가 불편하다는 전화가 와 뼈와 연골, 관절에 필요한 성분을 용량의 절반만 드시라고 권했다. 2주가 지나서는 정량을 먹어도 속이 편하다고 했다.

영양 치료를 시행한 지 4개월이 지나자 허리와 무릎에 힘이 생겨 그나마 허리를 펴고 걸을 수 있게 되었고 감기에 잘 걸리지 않게 되었으며 어지럼증과 불면증도 많이 호전되었다. 정 씨는 평생 비닐하우스 농사일을 했는데 몸이 조금 나아지자 또 일을 한다며 정 씨의 큰딸로부터 전화가 왔다.

수술도 할 수 없는 상황에서 이제 겨우 조금 호전되었는데, 이 상태에서 조금만 무리하면 여생을 휠체어에 앉은 채 살아가게 될 것이니 절대 무리하지 말라고 몇 번이나 당부했다.

오랫동안 허리를 숙이고 쪼그린 자세로 일을 하게 되면 척추의 뼈마디가 굵어지고 뼈와 뼈를 이어주는 인대도 두꺼워져 척추관의 통로가 좁아지게 된다.

오 모 씨(남 31세, 신장 170cm, 체중 68kg)는 허리가 가끔 아팠었는데 하루는 통증이 너무 심해 병원을 찾아 MRI 검사를 했더니 요추 4번과 5번 사이 디스크 수핵이 터져 수술을 받아야 한다는 진단이 나왔다. 병원에서는 수술을 권했지만 약물치료와 물리치료를 먼저 받기로 했다.

통증이 심하지는 않았지만 2년 동안 늘 불안했다고 한다. 걷는 운동은 하루도 빠지지 않고 했는데 무릎이 아파 병원에 갔더니 퇴행성관절염이 진행되고 있다고 해서 운동하는 시간을 줄였다고 한다.

그때 마침 내가 쓴 책을 읽고 영양 치료를 시작하게 되었는데 상태는 좋지 않았으나 소화력이 좋고 몸이 따뜻한 체질이어서 3개월이 지나자 허리와 무릎이 동시에 호전되어 하루 1시간 정도는 쉬지 않고 걸을 수 있게 되었다.

황 모 씨(남 63세, 신장 178cm, 체중 83kg)는 허리와 목이 아픈 지 30년이 넘었지만, 후종인대골화증, 척추측만증, 척추전방전위증 진단을 받고 나서야 영양 치료를 시작했다.

흉추 2번에서 5번까지 후종인대가 골화되었고 뼈에도 골극이 형성되어 있었으며 가슴 두근거림, 어지러움, 빈맥, 호흡곤란 증세와 심장이 불규칙하게 뛰는 증상이 있어 약을 처방받아 복용하고 있었다.

후종인대골화증은 신경 다발이 지나가는 척추관의 앞과 뒤에서 척추체를 지지하는 인대가 딱딱하게 굳어지는 질환을 말한다. 황 씨는 심방세동으로 인한 부정맥으로 약을 복용하고 있었다.

다행히도 소화력이 좋고 몸도 따뜻한 편이어서 영양 치료를 시작하고 4개월이 지나면서 늘 아프던 등 쪽 견갑골과 뒷목 부분의 통증이 많이 감소되었고 몸을 앞뒤 좌우로 움직이는 것도 훨씬 유연해졌다고 한다.

후종인대골화증 증상은 목 통증이나 손발저림 같은 가벼운 증상으로 시작될 수도 있으나, 전형적인 후종인대골화증에 의한 척수증 증상은 젓가락질이 힘들거나 단추를 채우는 것이 어려워지게 되는데 심해지면 대소변 장애가 생기거나 자주 넘어지는 등 보행이 어려워지게 된다.

황 씨는 악화되는 것을 막기 위해 영양 치료를 시작했으며 6개월 동안 많은 변화가 있었다. 부정맥 증상은 거의 나타나지 않게 되었고 골프 외에 다른 운동은 거의 다 할 수 있게 되었다고 한다.

골프는 몸통을 비트는 동작으로 인해 척추에 많은 부담을 준다. 보통 서 있을 때 척추에 주는 부담을 100으로 본다면 골프 중 어드레스 자세(스윙하기 전의 준비 자세)는 220 정도가 된다. 준비 자세만 취해도 척추에 부담감이 상당한데 스윙을 반복하는 것은 여간 부담되는 게 아니다.

후종인대골화증의 증상은 디스크 질환같이 팔 저림 같은 방사통보다는 척수 압박으로 인해 척수병증을 보이는 경우가 대부분이다.

척수병증이란 손이나 팔에 힘이 떨어지고 감각이 무뎌지거나 남의 살 같은 감각 이상을 느끼며 다리에 힘이 빠져 보행 장애가 오는 것을 말한다.

강 모 씨(남 68세, 신장 175cm, 체중 72kg)는 척추관 협착증 환자로 자신이 다니던 병원을 포함 총 3곳에서 수술을 받아야 한다는 진단을 받았다. 허리는 30대부터 아팠으며 예전에는 허리를 굽히면 아팠고 허리와 다리가 함께 아팠는데 요즘은 허리보다 다리, 엉치가 저리고 아파서 오래 걷지를 못한다고 했다.

평지는 30분 정도, 오르막길은 20분 정도 걸을 수 있는 상태여서 일단 영양 치료를 2개월 동안 시행해보고 그때 상황을 봐서 수술 여부를 결정하기로 했다.

소화력은 좋은 편이었으나 몸이 찬 체질이어서 효과가 더딜 거라는 조언을 했다. 그러나 2개월 후 허리와 무릎에 힘이 생겼고 전보다는 조금 더 허리를 펴고 걸을 수 있게 되었으며, 집 뒤에 있는 야산을 쉬지 않고 40분 동안 걸을 수 있게 되었다며 기쁜 목소리로 전화를 했다.

4개월이 지나서는 매일 아침저녁 한 시간씩 그것도 허리를 펴고 걸을 수 있게 되었고 이제 수술에 대한 걱정을 덜었다며 감사를 표했다.

영양 치료를 시행한 지 2개월 이내에 치유된 사람들의 체험 사례는 이 책에 소개하지 않았다. 이들은 약물치료, 인대강화주사, 통증클리닉 치료를 거의 받지 않았던 사람들이다.

필자는 척추질환은 수술이나 물리치료, 약물치료 외에는 치료 방법이 없다는 고정관념을 가지고 있었고, 이 때문에 길고 고통스러운 투병 생활을 감내해야 했다.

이 책을 접한 독자들은 척추를 지탱해주는 허리 근육과 디스크와 인대, 힘줄 등의 연부조직의 손상이 심하지 않을 때 완전히 회복시켜 필자와 같이 온갖 합병증에 시달리지 않기 바라는 마음이다.

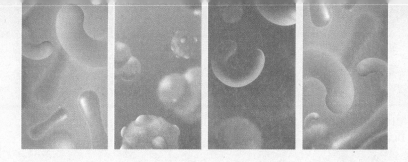

Nutrient
Therapy Part 3_
중요 장기 신장을 살핀다

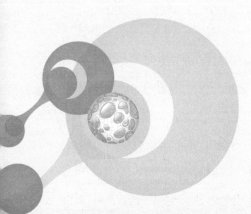

신장병 환자는 탄수화물과 지방, 단백질 섭취를 잘 조절해야 한다. 그런
다음 비타민B군을 비롯한 미량 영양소를 충분히 공급하여 섭취한 영양소
전부를 에너지로 전환하는 등 더 이상 혈관에 노폐물이 쌓이지 않도록 만
전을 기해야 한다. 섭취한 음식물이 완전히 연소되지 않는 상태에서는 어
떤 특별한 처방도 모세혈관이 막히는 것을 막아낼 수 없기 때문이다.

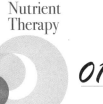

01

투석으로 진행되는 만성 신장병과 영양 치료

질병은 그 증상을 자세히 알고 의료 지식을 총동원해 현명하게 대처하는 사람과 이를 무시해버리고 괜찮다며 버티는 사람에 따라 그 결과가 후일 극명하게 대비되어 나타난다.

예로부터 병을 자랑하라고 한 것은 자신의 병을 노출시키다 보면 건강 정보와 치료법을 얻을 수 있는 기회가 그만큼 많아지고 그 결과 병을 나을 수 있는 확률이 높아지기 때문에 만들어진 속담이 아닌가 나 스스로 추측해 본다.

만성 신장병은 국내 35세 이상 성인 7명 중 1명이 앓을 정도로 흔하지만 국내 여러 기관의 조사 결과를 종합해보면 환자들 중에서 자신의 병을 제대로 아는 사람은 1.3~6.3%에 불과한 것으로 밝혀졌다. 이는 당뇨병과 고혈압 환자의 병 인지도보다 아주 낮은 편이다.

이렇다 보니 투석이나 신장이식을 받아야 하는 말기신부전 환자 수가 빠른 속도로 증가하고 있는데 특히 우리나라는 투석 환자가 매우 빠르게 증가하고 있어 건강보험 재정에 큰 부담이 되고 있다. 투석 비용의 90% 이상을 국가에서 부담을 하고 있기 때문이다.

말기신부전 환자들의 투석에 소요되는 비용은 1인당 한 달에 최소 250만 원 이상으로 연간 약 3천만 원이 소요된다. 이는 환자나 부양가족의 소득 수준이나 재산에 상관없이 산정 특례 적용을 받기 때문이다. 산정 특례란 값비싼 의료비 때문에 고통을 겪는 희귀난치성 질환자들을 위해 보건복지부가 본인 부담 진료비를 경감해주는 제도다.

이렇듯 만성신부전 환자가 계속 증가하고 있는 이유는 신장은 70~80%가 손상돼도 거의 증상이 없으며 일찍 발견해도 뚜렷한 치료법이 없기 때문이다. 물론 병원에서는 소변검사에서 단백뇨가 나오면 혈압약과 스테로이드제, 면역억제제를, 중성지방과 콜레스테롤 수치가 높거나 요산 수치가 높으면 콜레스테롤과 요산 수치를 낮춰주는 약을 처방해준다. 약을 처방하는 이유는 말기신부전으로 진행되는 것을 늦추기 위해서다.

그러나 이런 약들을 오래 사용했다면 한번 깊이 고민해 볼 필요가 있다.

만성질환 대책을 마련하기 위한 연구는 1975년 미국의회의 상원에 설치된 영양문제특별위원회에서 시작되었고, 2년 동안 조사하여 1977년 내린 결론은 만성질환을 치료하기 위해 '새로운 신약을 개발해야 한다'는 것이 아니라 반세기 또는 1세기 전의 식생활로 돌아가야 한다는 것이었다.

　부작용을 감수하고라도 약을 꼭 사용해야 할 때가 물론 있다. 하지만 만성신장병 환자는 어떤 종류의 약도 오래 사용해서는 안 된다.

　다시 강조하지만 약을 사용해서 투석을 받는 시기를 늦출 수 있는지 아닌지는 정말 심사숙고해야 한다. 요즘은 의약품의 부작용을 공개하는 것이 의무화되어 있으므로 인터넷 검색창에 자신이 사용하고 있는 약품명을 입력하고 검색하면 약품 정보 및 약효 분류 주의 사항 및 부작용에 대한 내용을 확인할 수 있다

　그렇다면 이 무서운 투석을 받지 않으려면 어떻게 해야 할까. 먼저 투석을 받는 환자들이 매년 증가하고 있는 이유는 신장은 80% 이상 손상돼도 특별한 자각증상이 없다 보니 치료 시기를 놓치게 되기 때문이다.

　신장은 한번 손상되면 회복이 되지 않는 장기이다. 따라서 신장병은 주기적인 검사를 통해 단백뇨와 크레아티닌 수치, 사구체 여과율 수치를 주의 깊게 관찰해야 한다.

　신장병은 진단을 받았을 때 아무 이상이 없더라도 혈뇨나 거품이 나온다면 이때 고쳐야 한다. 소변에 거품이 생기는 게 단백뇨인데 신장 기능이 정상이라 하더라도 단백뇨가 계속 나오면 신장 손상은 진행된다.

　신장의 남은 기능은 혈액 내 크레아티닌(Creatinine)과 요소질소(BUN) 그리고 사구체여과율(GFR) 수치를 보면 알 수 있다.

　크레아티닌 정상치는 0.7~1.4mg/dl 이지만 검사상 1.0mg/dl 이상 나오거나, 혈액검사나 소변검사에 이상이 없어도 혈뇨가 나오거나 거품이 계속 나온다면 이 시기를 절대 놓쳐서는 안 된다는 것이다.

　신부전은 신장에서 1분당 여과하는 혈액의 양에 따라 1~5기로 나

뉘진다. 1분당 90ml 이상의 혈액을 여과해내면 1기, 60~89ml는 2기, 30~59ml는 3기, 15~29ml는 4기이며, 15ml 미만이면 투석이 필요한 5기에 해당한다. 크레아티닌 수치가 2.0mg/dl 이상 올라가도 자각증상을 못 느끼는 환자가 있지만 이 수치는 신부전 3기에 해당하는 높은 수치인 것이다.

다시 말해 신장이 1분 동안에 혈액을 깨끗하게 걸러주는 양이 90~120ml인데 크레아티닌 수치가 2.0mg/dl 정도면 1분 동안 피를 걸러줄 수 있는 양이 30~59ml밖에 안 된다는 것이다. 따라서 만성신부전 3기 진단을 받았다면 신장에서 여과되지 못한 노폐물이 항시 혈액을 타고 온몸을 돌아다니고 있다는 사실을 잊어서는 안 된다.

미국 질병통제예방센터(CDC)에 의하면 미국 성인의 10%에서 3기 이상의 만성 신부전이 있으며 2천만 명 이상의 환자들이 있지만 이들 중에서 투석을 받거나 신장 이식수술을 받는 환자는 극히 일부에 불과한 것으로 보고되고 있다.

3기 이상의 환자들은 투석을 받거나 신장이식을 할 정도의 단계까지 가지 못하고 그전에 대부분 심혈관계 질환으로 사망한다는 것이다.

뒤에 나와 있는 신장병 체험 사례를 참고해 보면 크레아티닌 수치가 2.0mg/dl를 넘어서면 관리가 얼마나 힘든지를 알게 된다.

고혈압, 당뇨가 있는 사람들은 크레아티닌 수치가 2점대에서 멈출 수 있도록 해주고, 당뇨나 고혈압이 없는 사람들은 3점대에서 더 이상 올라가지 않도록 모든 방법을 동원해야 한다. 크레아티닌 수치가 3점대를 넘어섰다면 투석을 받지 않고 살아가는 것으로 만족해야 하는데, 그것도 철저한 식이요법, 체온을 높이는 운동, 피를 맑게 하는 부항요법 등이 병행돼야 가능한 것이다.

서문에서 만성병, 난치병 치료에 있어 현대의학의 한계를 보완하기 위한 방법을 혈관에서 찾아야 한다고 했는데 신장병은 더욱 그렇다. 먼저 혈관에 문제를 일으키는 물질을 찾아 순위를 매기면 술과 담배와 약물 그리고 우리가 매일 먹는 음식이다. 만성신부전 진단을 받았다면 술과 담배는 당연히 끊어야 하지만 음식 관리도 중요하다. 음식이 체내에서 에너지로 전환하는 과정에서 노폐물을 남기게 되는데 이것에 의해 모세혈관이 막혀서 신장사구체가 망가지기 때문이다.

탄수화물과 단백질, 지방은 3대 영양소라고 하며 사람이 생명을 유지하는 데 필요한 가장 기본적인 영양소이다. 밥, 국수, 빵, 떡 등 탄수화물은 체내에서 포도당으로 전환되어 쓰이는데 특히 뇌, 적혈구, 망막, 수정체 등은 대부분의 에너지를 포도당을 통해서 얻는다.

육류와 생선, 참깨, 들깨, 호두 등에 함유되어 있는 지방은 세포막과 세포벽, 부신피질 호르몬과 성호르몬, 뇌의 신경 조직을 구성하는 성분이다.

육류와 생선, 콩에 함유되어 있는 단백질은 근육이나 내장, 뼈와 피부 등 인체의 주요 부위를 구성해줄 뿐만 아니라 성장 호르몬과 성호르몬의 주요 성분과 우리 몸에서 일어나는 화학 반응의 속도를 조절하는 물질인 효소와 소화를 돕는 소화 효소도 단백질로 만든다.

이렇듯 3대 영양소는 어느 것 한 가지만 부족해도 건강을 유지할 수 없다.

하지만 3대 영양소가 체내에서 세포로 만들어지고 에너지로 전환되기 위해서는 비타민과 미네랄이 개입되어야 비로소 활성화되는데 문제는 이제 많은 양의 야채와 과일을 먹어도 그 양을 채울 수 없게 되었다는 것이다.

미국 농무부(USDA)에서 1975년과 현재 채소와 과일의 영양가를 비교한 자료에 의하면 브로콜리의 칼슘과 비타민 A는 50%, 강냉이의 철분은 88% 감소하였고, 철분이나 마그네슘 같은 미네랄은 80% 이상 줄었다.

50년 전 시금치 한 접시에 들어있는 영양소와 동일한 영양소를 얻기 위해서는 지금은 10접시를 먹어야 할 정도로 그 양이 감소된 것이다. 그뿐만 아니라 산지에서 채소와 과일을 포장하여 각 가정의 식탁에 오르기까지 또 많은 손실이 일어나게 된다.

미량영양소가 부족하면 탄수화물이 에너지로 소진되지 못해 고혈당, 비만을 일으키게 되고 지방은 고지방, 고콜레스테롤, 동맥경화를, 단백질은 암모니아, 요산, 요소, 크레아티닌 등을 발생시켜 신장을 망가뜨리게 되는 것이다.

그러므로 신장병 환자는 탄수화물과 지방, 단백질 섭취를 잘 조절해야 한다. 그런 다음 비타민B군을 비롯한 미량영양소를 충분히 공급하여 섭취한 영양소 전부를 에너지로 전환하는 등 더 이상 혈관에 노폐물이 쌓이지 않도록 만전을 기해야 한다. 섭취한 음식물이 완전히 연소되지 않는 상태에서는 어떤 특별한 처방도 모세혈관이 막히는 것을 막아낼 수 없기 때문이다.

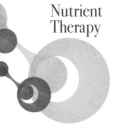

02

줄기세포와 자연치유병원이 신장병을
고친다고요?

최근 줄기세포 치료가 현대의학이 해결하지 못하는 만성질환의 획기
적인 대안으로 주목받고 있다. 우리나라 대학병원 교수 출신 개원의가
만성신부전증에 줄기세포 치료를 시행하고 있으며 일본의 한 투자회사
와 공동 투자를 결정해 '국제 신장병 줄기세포 치료센터'를 설립하기도
했다.

새로운 약물이나 치료 기술이 개발되면 환자들은 큰 기대를 하게 되
지만 앞에서도 언급했듯이 만성질환은 새로운 신약이나 의술로는 근본
적으로 치료될 수 없는 것이다. 줄기세포 치료를 받더라도 너무 큰 기대
감은 갖지 않아야 한다. 줄기세포 치료를 받는다고 망가진 신장이 재생
되는 것은 전혀 아니기 때문이다.

2016년 5월에 줄기세포 치료를 받으려고 한국을 방문한 미국인 의사 로렌스 메도프 씨가 뉴스에 소개된 적이 있었다.

시술 후 7일 만에 사구체 여과율이 12ml/min에서 19ml/min로 증가하고 크레아티닌 수치는 4.87mg/dl에서 4.50mg/dl로 호전되는 효과가 나타났다. 2차 치료를 위해 8월에 재방문할 거라고 했다.

이 미국인 의사를 치료한 한국인 의사는 그동안의 임상경험을 미국신장학회에서 발표해 학계의 주목을 받기도 했다. 신부전 3기 환자를 2년 동안 치료한 결과 사구체 여과율은 35ml/min에서 63ml/min으로, 크레아티닌 수치는 1.77mg/dl에서 1.0mg/dl로 호전시킨 증례다.

영양 치료를 실행했던 신장병 환자들의 체험 사례와 비교해 보기 바란다. 크레아티닌 수치가 감소되는 효과 하나만 본다면 줄기세포 치료가 더 낫다. 하지만 효과가 얼마나 오래 지속되느냐가 더 중요하다. 신장으로 가는 혈류량이 줄어든 상태에 있고, 신장으로 가는 신경이 정상적인 활동을 못 하는 상태에서는 효과가 오래 지속될 수 없는 것이다. 게다가 줄기세포 치료에 들어가는 비용도 만만치가 않다.

요즘은 현대의학을 전공한 의사들이 약을 처방하지 않고 식이요법으로 병을 고치는 자연치유병원을 개설해 화제가 되고 있다. 자연치유병원을 찾는 환자들이 많다 보니 한 병원은 시설을 확장하느라 투자자들을 모으고 있다는 소식을 듣기도 한다.

이곳에서 시행하는 교육프로그램 중에 제일 짧은 코스로 12박 13일짜리가 있다. 이곳 역시 비용이 만만치 않다. 병원은 두 곳 다 산속에 있으며 한 병원의 주식은 유기농 현미와 현미찹쌀을 반반 섞은 것이고 부식은 야채와 과일이며, 한 병원은 염분이 거의 없다. 다른 한 곳은 백미로 지은 밥도 있고 부식도 다양하며 염분이 있어 맛도 좀 있는 편이다.

두 병원의 공통점은 육류와 생선은 물론 우유나 계란 등 동물성 단백질은 일절 끊게 한다는 것이다.

이렇게 3끼 밥을 먹는데 한 병원은 식사 시간을 1시간으로 정해두고 꼭꼭 씹어 먹게 한다. 밥과 반찬을 따로 씹는 것을 원칙으로 하고 있고 또 많이 씹을 수 있도록 찌개나 국은 아예 없다. 물도 식후 1시간이 지난 다음에 먹게 한다.

동물성 단백질을 완전히 끊고 야채와 과일 잡곡밥을 먹으면 오래 복용해왔던 약들을 줄이거나 끊게 되는데 필자와 가까이 지내는 지인 한 분은 20년 동안 사용해왔던 당뇨약과 인슐린 주사를 5일 만에 끊었다는 연락을 받았다.

스트레스 없는 쾌적한 환경 속에서 적절한 운동을 하고 농약과 비료를 사용하지 않고 재배한 야채와 과일을 먹으면서 생활을 한다면 못 고칠 병이 없겠지만 그곳에서 생활할 수 있는 시간적 경제적 여유가 있는 사람들이 얼마나 되겠는가?

그곳에서 나와 일상으로 돌아가면 영양 균형은 여지없이 깨어진다. 또한 매일 집에서만 식사를 한다고 해도 필요한 만큼의 미량영양소를 섭취하기 어렵다. 게다가 육류와 생선, 계란, 우유 등 동물성 단백질을 섭취하지 않고 생활한다는 것은 결코 쉬운 일이 아니다.

영양 치료의 특장점은 자연치유병원에서와 같이 단백질을 완전히 끊지 않아도 된다는 것이다. 물론 육류와 생선을 많이 섭취해서는 안 되지만 섭취량만 잘 조절하면 최소한의 먹는 즐거움을 누릴 수 있다.

사실 면밀히 따져보면 이 시대 먹거리는 안심하고 먹을 수 있는 것이 거의 없다. 그러나 영양 균형을 맞춰주면서 몇 가지 음식을 금하거나 적게 섭취하면 얼마든지 좋을 결과를 얻어낼 수 있다.

그리고 자연치유병원에서는 한 끼 식사 시간이 한 시간이지만 영양 치료를 실행할 때는 30분만 씹어도 충분히 효과를 볼 수 있으며 비용 부담도 적다.

신장병뿐만 아니라 각종 희귀병, 만성병을 가지고 있는 사람들은 단백질과 탄수화물, 지방 등 3대 영양소는 과잉 상태이고, 대사에 필요한 비타민과 무기질 등의 미량영양소는 부족한 상태에 있다. 이에 영양소 균형을 맞춰주는 것이 최우선 과제인 것이다.

영양소 균형만 잘 맞춰주고 유지해주면 신장 기능이 얼마 남지 않아도 건강한 사람 못지않게 살아갈 수 있는데, 영양에 대한 이야기를 들으면 종합영양제가 떠오르겠지만 합성영양제는 인체에서 이물질로 인식돼 면역력을 약화시킨다는 점을 꼭 유의해야 한다.

자연치유병원에서 환자들이 오래 복용했던 약을 끊고 건강을 회복할 수 있었던 것도 천연성분이었기에 가능했던 것이다.

자연치유병원에서 각종 만성병, 난치병이 잘 낫는 또 하나의 이유는 환경도 좋지만 음식을 오래 씹을 때 분비되는 침이 큰 역할을 하기 때문이다.

침 속에 존재하는 파로틴 호르몬은 뼈나 치아 조직을 튼튼하게 만들고 혈관의 신축성, 백혈구 증가 등 건강에 중요한 역할을 하는데, 파로틴의 분비량은 평소 분당 0.5ml이지만, 음식을 먹을 때는 분당 4ml로 증가한다. 한 시간을 씹는다면 침의 효과만 해도 놀라운 것이다.

그러나 한 끼 식사를 한 시간씩 매일 그렇게 실천하기는 어려울 것이다. 영양 치료를 시행할 경우 30분만 씹어도 충분히 효과를 볼 수 있으며 처방받은 제품을 식사 중에나 식후에 섭취하면 부족한 미량영양소를 공급받을 수 있게 된다.

다시 언급하지만 미량영양소가 부족하면 섭취한 음식이 에너지로 바뀌지 못하고 체내에 쓰레기로 남게 되는데, 혈당이나 크레아티닌, 요소, 요산 등의 수치가 오르는 것이나 혈관 속에 지방과 콜레스테롤이 쌓이는 이유도 다 미량영양소 부족에서 오는 것이다.

그리고 대사되지 못해 몸속에 쌓인 음식물 쓰레기인 크레아티닌, BUN, 요산 등의 노폐물을 약으로 다스리게 되면 더 많은 부작용을 초래하게 된다. 수치를 낮추기 위해 약을 복용하면 미량영양소 결핍이 더 악화되며 호모시스테인(필수 아미노산 중 하나인 메티오닌이 파괴되면서 생긴 독성 부산물) 농도가 높아지기 때문이다.

신장병이 진행되면 신장이 오그라들게 되고 피부가려움증이 나타나게 되는데 가려움증의 원인을 아는 것도 아주 중요하다. 미량영양소가 부족한 상태에서는 조금만 과식을 해도 독소가 발생하게 되는데 피부에 나타나는 증상은 그 독소가 배출될 때 나타나는 것이다. 이는 신장을 보호하기 위해 인체의 자연치유력에 의해 나타나는 증상인 것이다.

따라서 피부에 나타나는 증상들을 약으로 치료할 경우 피부로 독소가 배출되는 것을 막아버리게 되므로 신장에 큰 부담을 주게 된다. 신장뿐만 아니라 간에 문제가 있거나 암의 전조 증상으로 전신 가려움증이 나타나는 것도 인체의 자연치유력에 의해서다.

영양 치료는 신장병의 근본적인 문제를 다루지만 비용이 많이 들지 않는다. 또한 체험 사례에 기록돼 있는 수치를 보면 영양 치료의 효과가 줄기세포 치료 효과와 큰 차이가 없음을 알 수 있다.

고혈압, 당뇨 합병증으로 인한 신부전 환자들의 체험 사례와 다른 원인에 의한 체험 사례, 신장병 환자가 꼭 알아야 하는 검사 수치 그리고 3대 영양소인 단백질과 탄수화물, 지방은 어떤 종류를 얼마만큼 섭취해야 하는지 자세히 살펴보기 바란다.

신장병으로 고생하는 분들을 위해 제품을 추천해 드리고자 한다.

먼저 신장병의 종류에는 신우신염, IgA신증, 네프로제증후군, 신경화증, 루푸스 신염, 다발성 낭포신, 신혈관성 고혈압 등이 있다. 종류는 다양하지만 영양 치료 처방은 크게 다르지 않다.

기본 처방은 '키토라인골드'와 '채움후', '스피센스포르테' 등 3가지이다.

'키토라인골드'는 신장에서 여과되지 못해 혈액을 타고 온몸을 돌아다니는 요산, 요소, 크레아티닌 등 노폐물 배출을 돕는 역할을 한다. '채움후'는 신장의 사구체(모세혈관 뭉치)가 파괴되면서 신장이 쪼그라드는 것을 막아주는 역할을, '스피센스포르테'는 엄격한 식이요법으로 인해 부족한 영양소를 보충해주는 역할을 한다.

위 점막의 손상으로 속 쓰림 증상이 있는 사람들은 '키토라인골드' 섭취량을 절반으로 줄이고 초유와 레시틴이 배합된 '채움레시틴'을 추가 사용한다.

수족냉증이 심하거나 기억력 등 인지기능이 많이 떨어진 사람들에게는 '키토라인골드'와 '채움후', '징코후'를 권한다.

IgA신증과 루푸스 신염의 경우는 증상의 정도에 따라 기본 처방 외에도 '채움레시틴'을 하루 10~20g 사용한다.

각 제품에 대한 설명은 Part 7에 자세히 수록돼 있다.

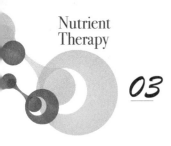

03

신장병 영양 치료를 통한 체험 사례 1

이제부터는 신장병 환자들이 영양 치료를 사용해 증상이 개선되거나 치료된 사례를 소개해 드리고자 한다. 이 임상과 내용이 실제 신장병 환자들에게 도움이 되면 저자로서 보람이 클 것이다.

신장병 환자들을 체질별로 보았을 때 소양인(토양·토음)이 가장 많았고 다음으로는 태음인, 태양인, 소음인 순이었다. 태양인과 소음인들 가운데 크레아티닌 수치가 2.5mg/dl를 넘는 사람들은 만나보지 못했으며 거의가 단백뇨와 혈뇨가 나오는 정도였다.

사상의학에서는 소양인들은 위장이 강하고 신장이 약하며, 소음인(수양·수음)은 신장이 강하고 위장이 약한 체질로 구분한다.

사상의학에 대한 신빙성에 대해서는 논란이 많은데, 몸이 건강하여 인체의 항상성(Homeostasis: 어떠한 환경의 변화에도 체내의 조직이나 구성, 성분, 온도를 한결같은 상태로 유지하려는 조절 기능)이 잘 유지되고 있는 사람이라면 간과하고 넘어가도 되겠지만 병이 깊어진 환자들은 이 이론을 받아들여야 한다.

소양인은 비뇨기, 생식기의 기능이 약하다 보니 신장, 방광, 자궁, 생식기, 대장 등 배설기관에 질병이 오기 쉽다.

소양인에게 신장병이 많은 이유는 크게 두 가지다. 첫째는 선천적으로 신장이 약하게 태어난 것이고, 둘째는 위장이 강하다 보니 신장을 손상시키는 음식을 먹어도 큰 불편을 못 느낀다는 것이다.

반면 소음인들은 위장이 약하고 예민해서 몸속에서 노폐물이 발생하는 음식을 먹으면 위장에서 거부반응을 일으키기 쉬워 그런 음식을 잘 먹어내지 못한다.

몸이 따뜻하고 근육이 많으며 뼈대가 굵은 태음인(목양·목음)의 경우에도 위장과 간이 튼튼하기 때문에 가리는 음식도 없지만 과음, 과식을 하기가 쉽다. 그래서 태음인 중에서는 고혈압과 당뇨로 인한 신장병이 많은 것이다.

윤 모 씨(남 68세, 신장 170cm, 체중 74kg)는 혈압약을 32년, 당뇨약을 30년 동안 복용해왔으며 신장병과 역류성식도염 그리고 목 디스크와 허리 디스크 판정을 받은 후 영양 치료를 시작했다. MRI상에 나타난 목 디스크와 허리 디스크는 수술할 정도는 아니고 경미하게 돌출되었다고 했지만 통증이 너무 심해 소염진통제와 스테로이드제를 오래 복용했고 주사도 자주 맞았다고 한다. 합병증이 겹쳐 있고 여러 종류의 약물을 오랫동안 사용해왔지만, 원래 몸이 따뜻했고 여전히 정상체온을 유지하고 있는 상태여서 효과를 많이 볼 수 있었다.

윤 씨는 영양 치료를 시작할 당시 크레아티닌 수치가 3.5mg/dl로 나왔고, 진행이 빠른 편이어서 2년 후에는 투석을 받아야 한다는 의사의 판정을 받았다. 당뇨가 있는 사람들은 크레아티닌 수치가 6.0mg/dl 넘으면 투석을 받아야 한다. 그런데 2개월 후에는 체중이 4kg 정도 줄었고 목과 허리 통증이 많이 경감되었으며 크레아티닌 수치도 2.9mg/dl로 떨어졌다.

영양 치료를 시작할 당시 허리와 다리에 힘이 없고 엉치가 아파서 허리 보호대를 차야 겨우 걸을 수 있는 상황이어서 큰 기대를 하지 않았지만 식사량을 줄이는 등 각고의 노력 끝에 수치를 낮출 수 있었다.

2년 후 투석을 받아야 한다는 권고를 받았지만, 3년이 지났지만 다른 합병증도 없었고 크레아티닌 수치도 4.2mg/dl 이상 올라간 적이 없었다. 당뇨병은 혈관이 계속 파괴되는 병이기 때문에 크레아티닌 수치가 3년 동안 0.7mg/dl 정도 올랐다는 것은 큰 효과를 본 것이다.

더욱이 혈압약과 당뇨약을 복용하고 있기 때문에 다른 합병증이 발생하지 않은 것만 해도 놀라운 일인 것이다.

이 모 씨(여 67세, 신장 154cm, 체중 68kg)는 고혈압, 당뇨병을 앓은 지 30년이 넘었다. 20년 전에 심장혈관수술(관상동맥 우회술)을 받았으며, 수족이 저리고 다리에 부종이 심해 검사를 받아보니 신장 기능이 25% 정도 남았다는 진단이 나왔다.

게다가 당뇨망막병증으로 왼쪽 눈은 실명했고 오른쪽 눈도 시력이 떨어져 일상생활이 어려웠으며, 8년 전부터는 몸에 심한 한기가 느껴지기 시작했고 배가 차고 등골이 시리면서부터는 일 년 내내 감기를 달고 산다고 했다.

영양 치료를 시작한 지 3개월이 지나자 몸이 따뜻해지면서 등골이 시리고 배가 찬 증상이 개선되었으며 이때부터 감기에 걸리지 않게 되었다.

실명한 왼쪽 눈은 반응이 없었지만 시력이 떨어진 오른쪽 눈은 사물이 선명하게 보이게 되었고 수족 저림과 부종 증상은 50% 정도 호전되었다. 이 씨의 경우 폭식을 하는 습관이 있고, 운동을 거의 안 하는 편이어서 운동을 꾸준히 해주고 폭식하는 습관을 고쳐야 합병증도 막을 수 있고 혈액투석을 받지 않고 생활할 수 있을 거라고 여러 번 조언했다.

오 모 씨(남 65세, 신장 173cm, 체중 88kg)는 당뇨를 20년 앓았으며 크레아티닌 수치가 3.8mg/dl로 높은데다 인슐린 주사를 맞고 있고 통풍약과 이뇨제를 복용하고 있어 1년 후에는 혈액투석을 해야 한다는 의사의 권고를 받았다.

허리 디스크(요추4/5번) 수술을 받은 후 후유증으로 보행이 어렵고 이뇨제를 복용하지만 여전히 다리가 부어 있어 운동은 겨우 20분 정도 걷는 것이 전부였다. 더욱이 저체온증이 너무 심해서 병의 진행이 빠를 거라는 생각이 들었으나 운동을 많이 못 하는 대신 식이요법을 철저히 지키면서 매일 복부 온열찜질을 하도록 권했다.

상황은 심각했지만, 크레아티닌 수치는 3년 동안 4.2~4.5mg/dl 범위 내에서 유지되고 있고 매일 1시간 이상 빠른 걸음으로 운동을 할 만큼 근력이 생겼으며 합병증도 발생하지 않았다.

유 모 씨(남 59세, 신장 175cm, 체중 65kg)는 크레아티닌 수치가 1.8mg/dl 나왔을 때 영양 치료를 시작했다. 혈압약은 25년, 당뇨약은 20년 복용해 왔으며 3년 전에 소변에 거품이 나오고 몸에 부기가 있어

검사를 받아보니 신부전증 진단이 나왔다고 한다.

18년 전에 척추 디스크(요추4/5) 수술을 받았으며 수술 후에도 물리 치료를 오래 받았으나 아직까지도 발바닥 감각이 무디며 수족냉증도 심했는데 체중이 5kg 정도 빠진 뒤부터는 추위를 더 많이 타게 되었다고 한다. 당뇨를 오래 앓았고 신장병을 앓고 있으면서도 아직도 돼지고기와 밀가루 음식을 자주 먹는다고 했다.

영양 치료를 실행해도 식이요법과 운동을 철저히 하지 않으면 크레아티닌 수치가 상승하는 것을 막아내기 어려우므로 식이요법을 철저히 지킬 것을 당부했다.

직업상 출장이 많아 식당에서 음식을 먹을 때가 많고 바쁜 일정에 시달렸지만 음식 관리와 체온을 높이기 위해 많은 노력을 기울인 결과 3년이 지나자 근육이 단단해지면서 체중이 3kg 정도 늘었고 발바닥 감각이 많이 회복되었으며 크레아티닌 수치는 1.7~1.8mg/dl 정도 유지하고 있다.

민 모 씨(남 60세, 신장 170cm, 체중 80kg)는 당뇨, 고혈압을 앓은 지 10년 되었고, 직장에서 실시하는 정기건강검진 때 미세단백뇨가 검출되었다고 한다. 단백뇨 수치는 300mg이 나왔고 혈압과 혈당 수치도 높게 나왔다. 소변 미세단백뇨 값이 30mg 미만이면 정상, 30~299mg은 미세단백뇨 양성, 300mg 이상이면 뇨단백 양성이라 부르는데, 이는 매우 높은 수치다. 크레아티닌 수치는 아직 정상을 유지하고 있는 김 씨는 영양 치료를 시행한 지 4개월이 지나자 단백뇨 수치가 60mg으로 떨어졌고 혈압과 혈당 수치도 상당히 호전되었다.

직장이 주야간으로 번갈아 근무해야 하고 일이 힘들어 단백뇨 수치가 오르락내리락했지만 그래도 200mg 이상 올라간 적은 없었다.

그러나 이틀간 야간 근무를 한 뒤 갑작스러운 흉통과 호흡 곤란이 와서 병원에 갔더니 검사 결과 대동맥판막협착증이라는 진단이 나왔다고 한다.

다행히 다리의 대퇴동맥을 통해 인공판막을 삽입하는 시술을 받고 증세가 호전되었으며 직장을 그만두고 2개월 정도 안정을 취하자 단백뇨 수치도 60mg으로 떨어졌다.

김 모 씨(남 74세, 신장 165cm, 체중 62kg)는 당뇨약과 혈압약을 복용한 지 25년 되었고, 합병증으로 신부전증이 발생한 후 영양 치료를 시작했다. 크레아티닌 수치가 1.9mg/dl(정상수치 0.7~ 1.4mg/dl)로 나왔고 요산 수치도 13mg/dl(정상수치 3~7mg/dl)로 높게 나왔다.

혈압약, 당뇨약, 요산저하제 등 복용하는 약의 종류가 많아 혈관 손상이 빠르게 진행될 것으로 예상했지만, 규칙적인 운동과 식이요법을 철저하게 병행하였고 그 결과 수치가 더 이상 오르지 않았다.

통풍의 경우 요산억제제나 요산배설제를 처방하지만, 신부전 환자에게는 요산 생성을 억제하는 약을 처방하지 않는다. 요산 생성을 억제해 주는 약이 신장을 파괴하기 때문이다.

요산억제제의 부작용으로는 근육섬유가 파괴되면서 근세포 성분이 혈액 속으로 방출되는 횡문근융해증이 발생할 수 있으며, 요산배설촉진제는 위장 장애, 네프로시스증후군, 요로결석 등의 부작용이 있다.

김 씨가 영양 치료를 시작하고 3년 동안 크레아티닌 수치는 1.5~1.8mg/dl, 요산수치는 7~9.3mg/dl 정도를 유지했으며 통풍약은 2년 전에 끊었다. 당뇨약은 끊지 못했지만, 영양 치료를 시행하기 전에는 혈압과 혈당 조절이 잘 되지 않아 수시로 약을 바꾸거나 양을 조절했고 요즘은 혈압과 혈당 조절이 잘 된다고 한다.

Nutrient
Therapy

04

신장병 영양 치료를 통한 체험 사례 2

문 모 씨(남 67세, 신장 173cm, 체중 78kg)도 몸의 많은 곳이 망가져 있었다. 12년 동안 당뇨병을 앓았고 부정맥이 있었으며, 뇌졸중으로 두 차례 쓰러진 적이 있었다. 8년 전에는 허리 디스크(요추4/5) 수술을 받았고 5년 전에는 심근경색으로 쓰러져 오랫동안 입원 치료를 받았다고 한다.

심장혈관에 스텐트를 3개 넣었고 만성신부전증 진단은 3년 전에 받았다. 영양 치료를 시작할 당시에는 전립선비대증과 좌골신경통을 앓고 있었다.

크레아티닌 수치는 2.8mg/dl 정도 나왔고 단백뇨와 혈뇨는 검출되지 않았다. 문 씨의 경우 동맥경화가 상당히 진행된 데다 인슐린 주사를 투여하고 있지만, 하루에 32단위씩 맞아도 혈당이 잡히지 않는 상태였다.

문 씨는 상담을 오랜 시간 한 후 영양 치료를 시작하였으며 6개월 후 크레아티닌 수치는 2.2mg/dl로 떨어졌고 혈당 수치도 조금씩 떨어지고 있다. 자신의 현재 몸 상태를 충분히 이해하고 소식을 하면서 거의 매일 1시간 이상 걷기 운동을 하고 있다.

김 모 씨(남 66세, 신장 174cm, 체중 72kg)는 당뇨병 진단을 받은 지 3년이 넘었지만, 당뇨약을 복용하지 않고 식이요법과 운동으로 관리를 해왔다고 한다.

크레아티닌 수치는 1.7mg/dl로 나왔고 단백뇨는 300mg, 혈뇨도 미량 검출되었으나 몸이 따뜻한 편이어서 회복 속도가 매우 빨랐다.

영양 치료를 시행한 지 4개월 되었을 때 정기검진을 받아보니 혈뇨와 단백뇨는 전혀 검출되지 않았고 크레아티닌 수치는 1.3mg/dl로 정상에 가깝게 떨어졌다.

건강이 조금 좋아지자 오랫동안 참아왔던 술을 5일 동안이나 먹었던 적이 있어 불안해서 검사를 받아본 결과 단백뇨는 미량 검출되었으나 다행히도 크레아티닌 수치에는 변화가 없었다. 당뇨약이나 혈압약을 오래 복용했던 환자 중에서 김 씨와 같이 크레아티닌 수치가 정상 범위로 내려간 사례는 손가락으로 꼽을 정도다.

양 모 씨(남 54세, 신장 176cm, 체중 80kg)의 경우도 관심을 끈다. 당뇨와 고혈압을 앓은 지 15년 정도 되었을 때 신부전증 진단을 받았고, 오른쪽 눈에 황반병성이 생긴 상태에서 영양 치료를 시작했다.

황반변성이나 당뇨망막병증은 모두 망막에 발생하는 질환이다. 당뇨

망막병증은 망막의 모세혈관이 막히면서 비정상적인 신생혈관이 생겨 망막의 세포를 파괴시키는 질환이며 황반변성은 황반에 신생혈관이 생겨 시력을 상실하게 하는 질환이다.

게다가 양 씨는 감기에 한 번 걸리면 한 달 이상 갈 정도로 면역력이 약했고, 손발도 차갑지만 뼛속이 시려서 바깥출입이 어렵다고 했다. 신장뿐 아니라 전체 혈관에 문제가 있어 보이는 양 씨는 영양 치료를 시작할 당시 크레아티닌이 2.3mg/dl로 나왔지만, 몸 상태로 봐서는 수치가 급증할 것으로 보였고 합병증도 금방 나타날 것 같았다.

그러나 다행히도 몸이 조금씩 따뜻해지면서 수치가 한 달에 0.2~0.5mg/dl 정도로 조금씩 상승했다.

크레아티닌 수치가 3.8mg/dl까지 올라갔지만, 정상체온을 유지할 수 있게 되었고, 감기에 걸리지 않게 되자 3.2mg/dl로 떨어졌다.

2년 6개월이 지날 때까지 크레아티닌 수치는 2.8~3.5mg/dl 범위를 유지했으며 황반변성이 있는 오른쪽 눈도 많이 회복되었고, 다른 합병증도 발생하지 않았다.

김 모 씨(남 65세, 신장 170cm, 체중 70kg)는 크레아티닌 수치가 3.7mg/dl일 때 영양 치료를 시작했다. 고혈압과 당뇨합병증으로 신부전증이 왔으며 당뇨를 앓은 지는 25년 되었고 먹는 약으로는 혈당 조절이 안 되어 인슐린 주사를 맞으며 고지혈증 약을 복용하고 있었다. 3년 전부터 추위를 많이 타게 되었고, 진단상에는 아무 이상이 없다고 하는데 가슴이 조이는 듯한 통증이 자주 나타나 늘 불안했다고 한다.

건강 상태가 전반적으로 나빴지만 영양 치료 시행 후 2년 동안 가슴 통증이 한 번도 나타나지 않았고 크레아티닌 수치도 2.8~3.2mg/dl 범위를 유지했다. 그러나 오래전부터 계획했던 외국 여행을 떠나게 되었는데 그것이 화근이 되었다.

본인 말로는 휴양 여행을 간다고 했지만 두 달 동안 유럽 여행을 다녀온 후 크레아티닌 수치는 5.6mg/dl로 높아졌고 가슴 통증이 다시 느껴진다고 했다. 그리고 정기검진을 받던 병원에서 투석을 위한 준비를 해야 한다는 통보를 받았다고 했다.

투석에 대한 부담감으로 잠을 못 이루던 김 씨는 내 사무실로 전화를 걸어왔다. 상담 후 체온을 높여주는 제품의 섭취량을 조금 더 높이고 복부 찜질과 반신욕을 자주 하되 걷는 운동을 30분 이상 한 뒤에 반신욕을 하게 했고 식이요법을 철저히 지킬 것을 당부했다. 한 달 후 몸이 따뜻해지면서 크레아티닌 수치가 5.2mg/dl로 떨어졌고, 가슴 통증도 줄어들었다고 한다.

당뇨약과 혈압약뿐만 아니라 김 씨가 복용하고 있는 고지혈증약의 부작용도 결코 가볍지 않다. 고지혈증은 혈중 콜레스테롤과 중성지방 증가를 의미한다.

콜레스테롤 수치가 높으면 병원에서는 으레 콜레스테롤 수치를 떨어뜨리는 약을 처방해준다. 이 약을 복용하면 콜레스테롤 수치는 떨어지지만, 대신 각종 부작용을 감수해야 한다.

가장 심각한 부작용은 횡문근융해증이다. 횡문근은 팔과 다리 등 움직임이 있는 부위에 붙어 있는 근육이며 융해증이란 근육이 녹아내리는 증상을 말한다. 콜레스테롤 수치가 너무 낮으면 인체는 필요한 콜레스테롤을 확보하기 위해 스스로 근육을 녹이는 기이한 현상을 보인다.

임 모 씨(남 59세, 신장 173cm, 체중 74kg)는 당뇨와 고혈압을 앓은 지 15년 정도 되었을 무렵 사업 실패로 큰 충격을 받은 후 신부전 증 진단을 받았다고 한다. 영양 치료를 시작할 당시 크레아티닌 수치는 4.3mg/dl로 나왔고 소변에 혈뇨와 거품이 많이 나왔으며 밤에 4~5회 소변을 봐야 할 정도로 전립선비대증도 심한 상태였다.

혈당조절도 잘 안 되는 상태였고 혈압약을 복용해도 혈압이 170/110까지 나왔다. 복용하는 약의 종류가 전립선 약까지 4가지나 되었고 사업 실패로 인한 스트레스가 너무 심해 곧 투석을 받아야 할 것 같았다. 임 씨는 상담 중에 투석 시기를 2년 정도만 늦출 수 있으면 더 이상 바랄 게 없다고 했다.

임 씨는 두 달 동안 영양 치료를 철저히 시행했으며 마음의 안정을 찾으려고 애를 많이 썼다고 한다.

체중이 5kg 정도 빠지면서 혈압이 안정권에 들어섰고, 전립선 약도 끊을 수 있었다. 그리고 크레아티닌 수치도 5개월 동안 큰 변화가 없었다. 6개월이 지날 무렵 혈뇨는 완전히 멈췄고, 크레아티닌 수치도 3.5mg/dl로 떨어졌다. 그 후 2년 6개월이 지날 때까지 크레아티닌 수치는 3.8~4.1mg/dl 범위를 유지했다. 3년 동안은 관리가 잘 되었으나, 집에 피치 못할 사정이 생겨 20일 가까이 식당에서 음식을 사 먹은 후 칼륨 수치가 너무 높게 나와 당분간 칼륨약 외에는 모든 약을 끊으라는 의사의 지시에 따라 영양 치료를 중단했다.

한 달 후 칼륨 수치는 정상으로 내려갔으나, 크레아티닌 수치가 5.1mg/dl로 올라가자 불안한 마음으로 내 사무실을 방문했다. 그래도 투석 시기를 3년이나 늦추었고 앞으로도 2년 정도는 더 늦출 수 있을 것으로 보였다.

칼륨 수치가 높아지면 몸이 저리거나 마비되는 증상이 나타날 수 있고 심하면 심장에 쇼크를 일으킬 수 있다. 하지만 칼륨 수치가 너무 낮아도 고혈압, 뇌졸중, 저혈압, 부정맥, 무력증, 근육마비, 신경장애 등이 생길 수도 있다. 칼륨이 부족하면 단백질이 생성되지 못해 세포가 쪼그라들기 때문이다.

따라서 칼륨 수치가 높을 때는 약을 먹되 수치가 위험 수위로 높게 나올 때만 잠깐 사용하도록 하고 칼륨이 많이 함유된 음식은 적게 섭취하도록 해야 한다. 특히 칼륨이 많이 함유된 채소는 반드시 끓는 물에 데친 후 물은 버리고 채소만 먹어야 한다.

신 모 씨(남 65세, 신장 178cm, 체중 84kg)는 당뇨, 고혈압을 앓은 지 10년 만에 신부전증 진단을 받았다고 한다. 크레아티닌 수치는 2.5mg/dl로 나왔고 왼쪽 눈은 백내장 수술을 받았으며, 오른쪽 발이 차고 저리는 증세가 심할 때 영양 치료를 시작했다.

신 씨는 당뇨 진단을 받고부터 현미밥을 먹어왔는데 병원에서는 칼륨이 신장에 해롭다며 현미밥을 먹지 말라고 했지만, 양을 조금 줄여 계속 먹었으며 채소도 조금씩 골고루 먹는다고 했다.

영양 치료를 시행한 지 3개월 되었을 때 발의 냉증과 저린 증상이 개선되었고 현미밥에 데치지 않은 생채소를 먹어도 칼륨 수치가 올라가지 않았다. 7개월이 지날 무렵 정기적으로 검진을 받던 병원에서 혈압약과 당뇨약을 복용하지 않아도 된다는 의사의 말을 들었다며 놀란 목소리로 전화를 했다.

체중이 5kg 정도 감량되었고 크레아티닌 수치도 2.2~2.8mg /dl로 잘 유지되고 있다.

임 모 씨(남 65세, 신장 178cm, 체중 84kg)는 혈압약을 복용한 지 25년 만에 만성 신부전 진단을 받았다. 영양 치료를 시작할 때 크레아티닌 수치는 4.7mg/dl로 높게 나왔고 병원에서는 진행 속도가 빨라 늦어도 1년 안에는 투석을 받아야 한다는 진단이 내려졌다.

고혈압으로 인한 신장병은 당뇨로 인한 신장병보다 진행 속도가 빠르다는 것을 알고 있는 임 씨는 영양 치료와 식이요법을 철저하게 지켰다. 그러나 2개월 후 크레아티닌 수치가 5.3mg/dl로 올랐다며 힘이 없는 목소리로 전화를 했다. 그동안의 생활에 대해 질문을 했더니 요추 3-4번 디스크가 돌출되어 수술을 받았다고 했다.

수술로 인한 스트레스 때문에 그럴 거라며 수술 후에 복용하고 있는 약을 최대한 빨리 끊을 것을 당부했다. 약은 절반밖에 사용하지 않았고 대신 재활치료를 꾸준히 받았는데 2개월 후 크레아티닌 수치는 5.0mg/dl로, 4개월 후에는 4.5mg/dl로 떨어졌다.

2년 6개월 동안 크레아티닌 수치가 평균 4.5mg/dl를 유지했으며 독감에 걸렸을 때 5.7mg/dl까지 올라간 적이 있었다.

손발이 차갑고 추위를 많이 타는 체질인데 손발이 많이 따뜻해졌고 감기에 잘 걸리지 않게 되었다. 당뇨로 인한 신장병은 크레아티닌 수치가 6mg/dl가 넘으면 투석을 받아야 하지만 당뇨가 원인이 아닌 신장병은 크레아티닌 수치가 10mg/dl를 넘어야 투석을 받기 때문에 임 씨의 경우 조금만 주의하면 투석에 대한 걱정은 안 해도 될 것 같다.

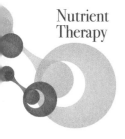

05

당뇨, 고혈압 합병증이 아닌
신부전증 체험 사례

신장질환을 앓고 있는 환자들과 상담을 나누면서 가슴 아픈 일이 많았지만, 신증후군을 앓던 여덟 살 김 모 군을 만났을 때 마음이 많이 아팠다.

김 군은 신증후군이 발생한 후 3년 동안 스테로이드제로 단백뇨 수치를 조절해왔으나 수치가 떨어지지 않자 병원에서 조금 더 기다려보고 '싸이톡산'이라는 항암제를 투여하기로 했다는 것이다.

다행히도 당시 김 군의 부모가 내가 쓴 책을 구입하여 읽고 영양 치료를 시작했다.

지푸라기라도 잡아보는 심정으로 시작했지만, 20일이 채 안 되어 수치가 떨어져 싸이톡산 주사를 맞지 않아도 되었다.

항암제인 싸이톡산 주사를 맞으면 단백뇨 수치는 떨어지지만 대신 큰 대가를 치러야 한다.

암세포는 정상세포에 비해 월등히 증식이 빠른 특성을 가지고 있고, 항암제는 이런 특성을 이용하여 만들어졌기 때문에 항암제를 투여하면 암세포가 파괴되지만 정상세포도 함께 파괴된다.

항암제의 영향을 받지 않는 조직이나 장기는 하나도 없지만, 그 부작용은 세포 분열과 재생속도가 빠른 소장과 골수, 생식세포, 모근세포 등에 가장 먼저 나타나는 것을 알 수 있다.

특히 소장은 피부의 200배가 넘는 면적을 지닌 기관으로 그곳에는 몸 전체의 60~70%에 이르는 면역세포가 존재하며, 골수는 면역세포인 백혈구와 적혈구, 혈소판 등 혈액세포를 만들어내는 기관이다. 소장과 골수가 항암제에 의해 손상을 입으면 현재 존재하는 면역세포도 파괴되지만, 골수에서도 백혈구를 만들어내지 못하는 최악의 상태가 되는 것이다.

스테로이드제의 부작용으로 이미 초토화된 환자의 몸 상태는 고려하지 않고 무조건 수치를 낮추기 위한 목적으로 항암제를 투여하는 것이 현대의학의 치료법이다.

신증후군은 사구체신염과 동일한 것으로 알려져 있다. 사구체신염은 신장에서 혈액 속 노폐물 등을 거르는 모세혈관 뭉치인 사구체에 염증이 발생한 병증을 말한다.

사구체신염의 경우 세균이나 바이러스가 원인일 경우에는 만성으로 진행될 위험이 낮지만, 자가면역성신염으로 구분될 경우에는 만성으로 진행될 위험이 높다. 자가면역성신염에 속하는 신장질환은 크게 IgA신증(신염)과 루푸스 신염을 말할 수 있다.

우리가 잘 아는 류머티즘 관절염과 비교하면 자가면역성신염에 대해 쉽게 이해할 수 있다.

자가면역질환이란 세균, 바이러스, 이물질 등 외부 침입자로부터 내 몸을 지켜줘야 할 면역세포가 자신의 몸을 공격하는 병을 말한다.

면역세포가 신장의 모세혈관을 공격하여 염증을 일으키는 것을 자가면역성신염이라고 부르며, 면역세포가 우리 몸의 관절과 근육, 인대를 공격하여 염증을 일으키면 류머티즘 관절염이라고 한다.

현재 신증후군이나 IgA신증, 루푸스신염을 앓고 있다면 다음 10명의 체험 사례를 비교 검토해보면 투병에 많은 도움을 얻게 될 것이다.

조 모 씨(남 54세, 신장 169cm, 체중 61kg)는 신증후군으로 12년 동안 면역억제제와 스테로이드제로 단백뇨 치료를 받아왔다.

크레아티닌 수치는 2.2mg/dl로 발병한 기간에 비해 그리 높지 않았으나, 단백뇨 수치는 1,700~4,000mg(정상 수치 120~150mg)의 큰 폭으로 오르내렸다.

면역억제제와 스테로이드제를 계속 복용했지만, 단백뇨 수치가 1,700mg 이하로 떨어진 적이 없었으나 약과 영양 치료를 병행한 지 2개월 만에 900mg으로 크게 떨어졌다.

갑상선에 종양이 있어 스테로이드제와 면역억제제의 부작용에 대해 걱정을 많이 하던 차에 영양 치료를 시작하면서 약을 다 끊어버렸다.

약을 끊어도 증상이 급격히 악화되는 리바운드 현상이 심하지 않아 잘 이겨낼 수 있었다.

그 이후 수치도 많이 떨어졌지만, 안색도 맑아지고 몸 컨디션이 좋아졌다고 했다. 소규모 자영업을 하고 있어 평소에도 과로를 하는 날이 많았었는데 몸이 좋아지자 일을 좀 무리하게 했다고 한다.

특별한 증세도 없고 늘 시간에 쫓기다 보니 정기검진 날짜를 지키지 못하다가 4개월 후 검사를 받아보니 단백뇨 수치가 무려 2,900mg으로 높아졌다.

다행히 2개월 후 다시 검사해보니 2,200mg으로 내려갔으며 그 뒤로 3년 동안 약을 끊은 상태에서 단백뇨 수치는 1,800~2,200mg 범위를 유지했다. 크레아티닌 수치는 평균 1년에 0.5mg/dl씩 증가했다.

차 모 씨(남 53세, 신장 165cm, 체중 65kg)는 신증후군 진단을 받았고 과민성 대장염에 역류성 식도염과 위염이 있었다. 혈뇨가 검출된 지는 20년이 넘었으며 단백뇨 수치도 1,000mg으로 높게 나왔다.

감기약 하나도 부작용을 이겨내지 못할 정도로 몸이 약하다 보니 병원에서 면역억제제와 스테로이드제를 처방해주었지만, 진료만 받고 약은 타오지 않았다고 한다.

영양 치료를 시행한 지 6개월 후 검사를 받았을 때 혈뇨와 단백뇨 수치가 모두 정상으로 나와 완치 판정을 받았다. 혈뇨가 검출된 지는 20년이 넘었고 단백뇨 수치도 높은 편이었으나, 몸이 약해 약을 먹지 못했기 때문에 이런 놀라운 결과를 얻게 되었다.

2년 6개월이 지나 과민성 대장염과 수족냉증으로 영양 치료를 다시 시작했지만, 그동안 혈뇨와 단백뇨는 계속 정상범위를 유지했다고 한다.

앞에서 살펴본 조 씨의 경우 면역억제제나 스테로이드제를 복용해도 차 씨와 달리 특별한 부작용을 느끼지 않았다.

급성일 경우 스테로이드제나 면역억제제는 필수적인 약이다. 하지만 신장의 사구체 여과율이 50% 이하로 감소한 상태라면 문제가 심각해진다. 약을 복용하여 수치는 조절이 잘 돼도 모세혈관은 빠른 속도로 파괴되기 때문이다.

오 모 씨(남 59세, 신장 165cm, 체중 68kg)는 5년 전 신증후군 진단을 받고 한동안 스테로이드제를 복용했는데 혈당이 너무 많이 오르고 부종이 심해 약을 끊어버렸다고 했다. 그 후 단백뇨 수치는 점점 더 올라갔지만 달리 방법이 없어 고민에 빠져 있을 때 지인의 소개로 내가 쓴 책을 읽게 되었다고 한다.

영양 치료를 시작할 당시 단백뇨 수치가 900mg 정도, 혈뇨는 15/HPF 정도 나왔으며 크레아티닌 수치는 2.4mg/dl였다. 혈당 수치는 경계 수치에 있었고 부종과 수종냉증, 수족 저림이 심했으며 야간에 다리에 쥐가 자주 나서 고통을 겪는다고 했다.

오 씨의 경우 당뇨가 염려돼서 스테로이드제를 복용하지 않았던 것이 얼마나 다행인지 모른다. 혈당에 문제가 없었다면 약을 복용했을 것이고 그런 상태에서 4년이 지났다면 크레아티닌 수치가 상당히 높아졌을 것이다. 1년에 0.5mg/dl 정도만 상승해도 6mg/dl 정도는 되었을 것이고 얼마 지나지 않으면 투석을 받아야 한다.

오 씨는 약에만 과민한 것이 아니고 음식에도 과민해 비리거나 기름진 음식을 먹지 못했던 것 때문에 큰 득을 본 케이스다.

영양 치료 시행 이후 4년 동안 크레아티닌 수치는 평균 1.9mg/dl 정도 유지하고 있다. 최고로 상승했을 때가 크레아티닌 2.6mg/dl, 단백뇨 400mg이었는데 이때는 독감을 앓고 난 뒤였고, 감기가 낫자 다시 1.8mg/dl로 내려갔다.

윤 모 씨(여 34세, 신장 165cm, 체중 68kg)는 고등학교 2학년 때 루푸스 신염 진단을 받았는데 5년이 지난 대학 4학년 때 내가 쓴 책을 읽고 영양 치료를 시작하게 되었다. 당시 크레아티닌 수치는 정상범위에 있었고 단백뇨 수치는 500~800mg 정도로 오르내렸다.

영양 치료를 시작한 지 5개월이 지나 검사를 받아보니 단백뇨 수치가 정상으로 나와 주치의로부터 스테로이드를 끊어도 된다는 통보를 받았다.

루푸스는 자가면역질환이기 때문에 현재 단백뇨가 검출되지 않는다고 해서 완치된 것이 아니므로 당뇨나 고혈압과 마찬가지로 계속 관리가 필요하다는 설명을 했지만 단백뇨가 나오지 않자 곧바로 중단했다. 그후로는 증상이 나타날 때마다 스테로이드제를 사용해왔는데 수치가 떨어지지 않을 때만 영양 치료와 병용했으며 수치가 떨어지면 중단하기를 5년 동안 반복했다. 그 뒤로는 수치가 정상범위로 떨어진 적이 없었고 크레아티닌 수치도 조금씩 올라가기 시작했다.

루푸스는 병원성 미생물로부터 내 몸을 지켜야 할 면역세포가 계속 신장을 공격하기 때문에 당뇨나 고혈압보다 한층 더 엄격한 관리가 필요한 질환이다. 스트레스를 받거나 과로하면 장 점막에 해로운 음식을 조금만 먹어도 면역세포가 혼란을 일으켜 자신의 몸을 공격하기 때문이다.

결국, 윤 씨는 루푸스 신염 진단을 받은 지 17년 만에 크레아티닌 수치가 9.8mg/dl로 높아져 투석을 받게 되었다. 크레아티닌 수치가 2.4mg/dl 정도로 오르기까지는 10년이 넘는 시간이 걸렸으나, 그 후로는 빠르게 상승했다. 루푸스 신염은 완치가 불가능한 질환이지만 과잉면역반응을 일으키는 면역세포와 그것을 억제하는 두 종류의 면역세포가 균형을 이루도록 만들어주고 체온이 떨어지는 것을 막아주면 투석을 받을 정도로 악화될 일은 없는 것이다.

루푸스는 신장뿐만 아니라 결합조직과 피부, 관절, 혈액 등 신체의 모든 기관을 침범하는 전신성 질환이다. 루푸스 환자에게 사용되는 약물은 비스테로이드 항염제, 스테로이드제, 항말라리아제, 그리고 여러 종류의 면역억제제와 다양한 치료 보조제, 부작용 치료제가 있다.

스테로이드와 면역억제제의 부작용은 앞에서 살펴보았고, 항말라리아제의 부작용은 식욕저하, 오심, 구토와 설사, 복통 등의 위장장애와 피부의 착색, 발진, 탈모 등이 있으며 많은 양을 사용하면 망막 이상을 일으켜 시력 저하나 실명을 일으키기도 하므로 정기적으로 안과 검사를 받으면서 투약을 받아야 한다.

염증을 가라앉히고 통증을 완화시켜주는 약들은 다양한 부작용을 일으키지만, 체온을 떨어뜨리는 것이 가장 심각한 부작용이다. 루푸스 환자를 비롯하여 류머티즘 관절염, 쇼그렌 증후군, 베체트 등의 자가면역질환을 오래 앓은 사람들은 대부분 손발이 차고 아랫배가 냉하며 추위를 많이 탄다는 것을 알 수 있다.

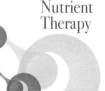

Nutrient
Therapy

06

투석을 받는 환자들의 영양 치료 체험 사례

윤 모 씨(남 22세, 신장 168cm, 체중 58kg)는 사구체 신염을 앓은
지 7년 만에 투석을 받게 되었다. 학교에 다녀야 했기 때문에 시간 활용
이 용이한 복막투석을 선택했지만, 복막염이 자주 발생했고 두통이 심해
병원에서 혈액투석으로 전환하라는 권고를 받았다고 한다.

복막투석은 배 속에 도관을 삽입한 뒤 그 도관을 이용해 투석하는
방법을 말한다. 복막투석은 집에서 투석할 수 있고 병원에는 한 달에 한
두 번만 가면 되는 장점이 있지만, 관이 배 밖으로 나와 있기 때문에 염
증이 생기거나 복막염이 생기기 쉬운 단점이 있다.

혈액투석은 일주일에 2~3회, 치료 시간도 1회 4시간씩이나 소요되기
때문에 한참 고민을 하던 중에 마침 내가 쓴 책을 읽게 되었고, 영양 치

료를 시작했다.

두통은 거의 매일 나타났고 한번 시작되면 반나절이나 계속되었으며 지압과 마사지를 받아야 통증이 가라앉을 정도로 심했다고 한다. 영양 치료를 시작한 지 3개월이 지나자 두통은 완전히 가셨지만, 크레아티닌 수치는 전혀 변화가 없었다. 투석을 받는 환자들이 영양 치료를 시행하고 2~3개월이 지나면 크레아티닌 수치가 조금씩은 떨어지는데, 윤 씨의 경우 전혀 변화가 없었다.

그러나 백혈구 수치는 2,700에서 3,600(정상수치 4,000~10,000)으로 높아졌고 그 후로 복막염은 거의 발생하지 않았다.

영양 치료를 시행한 후로는 학교에 다닐 수 있을 정도의 체력을 유지할 수 있게 되었고, 졸업 후 취직을 했으나 몇 곳을 전전하다가 파트타임으로 일하는 직장에 나가고 있다.

나 모 씨(남 62세, 신장 170cm, 체중 61kg)는 당뇨 합병증으로 인한 신부전으로 주 3회 투석을 받고 있다. 투석 중에 또 간염이 발생하여 그동안 자신이 받아온 치료에 대한 회의를 하게 되었고 그때 내가 쓴 책을 지인의 추천으로 읽게 되었다고 한다.

영양 치료를 시작하고 나서는 기력이 좋아졌고 피로감도 많이 덜해졌으나 10년 전 허리 디스크 수술을 받은 후 허리와 고관절에 통증과 마비 증상이 계속 나타나 진통소염제를 자주 복용해 왔다고 한다. 영양 치료를 시행한 후로는 통증이 심해도 일절 약을 사용하지 않았고 대신 뼈와 연골 성분이 함유된 제품을 섭취했다.

혈액투석을 받는 환자들은 병원 치료에만 의존할 경우 계속 나타나는 부작용을 막아내지 못한다. 투석 중에 나타나는 부작용은 저혈압,

근육경련, 오심과 구토, 두통, 투석불균형증후군(혈액 안의 노폐물이 투석으로 빨리 제거되는 것에 비해, 뇌 안의 노폐물은 제거되는 시간이 오래 걸림으로 인하여 뇌가 부풀어 오르는 증상), 가려움증, 부정맥 등이 있다.

그리고 투석을 받으면 부갑상선 호르몬 수치가 높아져서 뼈의 주요 구성 성분인 칼슘이 제대로 관리되지 못하는 문제들이 보고되고 있다. 이는 뼈에서 칼슘이 계속 빠져나가기 때문에 작은 충격에도 쉽게 골절이 일어나 척추 골절이나 고관절 골절이 발생할 확률이 높아지게 된다.

만성 신부전 환자 중에 골다공증을 비롯한 척추관절 질환으로 고생하는 사람이 많은 이유가 바로 그 때문인데, 근육이 빠지고 뼈가 약해지는 것은 어쩔 수 없는 현상이다.

투석을 받는 환자들은 가려야 할 음식도 많지만, 계속 반복되는 투석으로 빠져나가는 영양소도 많기 때문에 소모되는 영양소를 매일 섭취하는 음식만으로는 충당하기 어렵다.

특히 몸 안에서 비타민 A로 전환되는 베타카로틴 성분과 소화될 때 노폐물이 발생하지 않는 단백질과 칼륨 수치를 높이지 않는 비타민과 미네랄 성분, 그리고 콜레스테롤 수치를 낮춰주는 필수지방산을 꾸준히 보충해 주어야 한다.

여기에 덧붙여 신장병 환자가 꼭 알아야 할 검사의 정상 수치가 있다.

크레아티닌 Creatinine 정상 수치 0.7~1.4mg/dℓ

요소질소 BUN 정상 수치 10~26mg/dℓ

사구체여과율 GFR 분당 90~120ml

단백뇨 Protein 정상 수치 120~150mg/ℓ

혈뇨 RBC Count 정상 수치 4~5/HPT

알부민 1+(소변에 알부민 30mg 함유) 2+(알부민 100mg) 3+(300mg) 4+(1,000 mg 이상)

칼륨 Potassium 정상 수치 3.5~5.5mmol/ℓ(7.0 응급상황)

요산 Uric acid 정상 수치 3~7mg/㎗

인 Cholesterol 정상 수치 2.5~4.3mg/㎗

헤모글로빈 Hemoglobin 정상 수치 13.0-17.0g/㎗ 이다.

크레아티닌과 요소질소와 요산은 체내에서 에너지로 사용되는 단백질의 노폐물이다. 신장에서 혈액의 노폐물을 걸러내지 못하는 만큼 수치가 올라가게 되므로 크레아티닌 수치와 요소질소 수치를 보면 신장이 노폐물을 얼마만큼 걸러내는지를 확인할 수 있다.

사구체여과율이란 신장이 혈액을 걸러내서 노폐물을 소변으로 배출하는 비율, 즉 신장이 1분 동안에 깨끗하게 걸러주는 혈액의 양을 말하며 건강한 사람의 사구체여과율은 분당 90~120ml 정도이다.

이에 만성신부전은 신장에서 1분당 여과하는 혈액의 양에 따라 1~5기로 나눠진다. 1분당 90ml 이상의 혈액을 여과해내면 1기, 60~89ml는 2기, 30~59ml는 3기, 15~29ml는 4기이며, 15ml 미만이면 투석이 필요한 5기에 해당한다. 크레아티닌 수치가 2.0mg/dl 이상 올라가도 자각증상을 못 느끼는 사람도 있지만 이 수치는 신부전 3기에 해당되는 높은 수치이다.

그러므로 크레아티닌은 0.7~1.4mg/dl까지 정상 수치라고 하지만

1.0mg/dl 이상 나오거나 소변이 탁하고 거품이 계속 나오거나 암모니아 냄새가 난다면 이 시기를 절대 놓치지 말아야 한다. 만일 시기를 놓쳤다면 고혈압이나 당뇨가 있는 환자들은 크레아티닌 수치가 2.0mg/dl에서 멈출 수 있도록, 당뇨나 고혈압이 없는 신장병 환자들은 3.0mg/dl에서 진행이 멈출 수 있도록 모든 방법을 동원해야 한다. 크레아티닌 수치가 2.0mg/dl 이상 올라가면 근본적인 완치는 거의 불가능하기 때문이다.

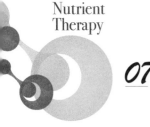

07

만성 신부전증 환자의 식이요법

만성 신부전증 환자들은 신장에서 걸러지지 못한 노폐물이 혈관을 타고 온몸을 돌고 있다는 사실을 잠시도 잊어서는 안 된다.

따라서 술 담배는 말할 것도 없고 나쁜 탄수화물(사탕, 초콜릿, 백설탕, 탄산음료), 포화지방(쇠기름, 돼지기름, 닭 껍질, 버터 등)과 트랜스 지방이 들어 있는 음식은 절대 금해야 한다. 이것을 먹으면 큰일 난다는 절박한 심정으로 식이요법에 임해야 한다. 이는 결국 천천히 소리 없이 자신의 몸에 위해를 가하는 자살행위임을 잊어서는 안 된다.

특히 트랜스 지방이 들어있는 음식을 조심해야 하는데, 트랜스 지방이란 액체 상태의 식물성 기름을 마가린, 쇼트닝과 같은 고체나 반고체 상태로 가공할 때 생성되는 전이지방을 말한다.

기름에 튀긴 음식과 빵, 도넛, 과자, 케이크, 피자 반죽, 파이, 쿠키, 크래커와 같은 가공식품, 코코아 분말, 팝콘, 마요네즈, 수프, 유제품, 어육제품 등에 많이 들어있다.

단백질은 몸을 구성하는 영양소이다. 때문에 완전히 끊어버리면 건강을 유지하기 어려우므로 하루 필요량을 아는 것이 매우 중요하다. 단백질은 과하면 신장이 망가지고 부족하면 근육도 빠지지만 면역력도 낮아지게 된다.

단백질은 식물성보다 육류, 생선, 우유, 계란 등의 동물성 단백질이 체내에 흡수되는 비율이 높다.

동물성 단백질은 대사 과정에서 발생하는 노폐물뿐만 아니라 사육과 가공 과정에서 사용하는 신경안정제, 성장촉진제, 각종 항생제 등의 화학물질도 신장을 통해 배설되므로 신장에 큰 부담을 주게 된다.

따라서 동물성 단백질은 하루 30~40g 정도로 엄격하게 제한해야 한다. 대략 체중 1kg당 0.5g 정도가 적합하며 투석을 받는 환자들은 단백질 소실을 감안하여 체중 1kg당 0.8~1.0g 정도가 적정하다.

필자는 소고기나 오리고기, 양고기를 천천히 오래 씹어서 침이 충분히 분비되었을 때 삼키라고 권한다. 육류와 야채, 과일 등에 함유된 각종 항생제와 방부제, 성장호르몬제 등의 화학물질을 해독하기 위함인데 오래 씹을수록 침의 분비량이 늘어나 해독 효과가 높아진다.

생선은 우럭이나 가자미, 광어, 명태, 대구 등 흰살 생선을 권하는데 그 이유는 대사 과정에서 노폐물이 많이 발생하지 않으며 오메가3 지방산도 함유되어 있기 때문이다.

탄수화물은 현미, 보리, 율무 등 체질에 맞는 잡곡을 백미와 섞어서,

지방은 올리브유나 들기름, 참기름 등을 통하여 섭취하는 것이 좋다.

참고로 잡곡밥과 올리브유, 참기름, 들기름 등의 지방은 체내에서 에너지로 이용된 후에 이산화탄소와 물로 변해 소변이나 땀 또는 호흡에 의해서도 체외로 배출되기 때문에 신장에 부담을 주지 않는다. 참기름, 들기름은 칼로리도 높은 편이다.

다시 정리를 하면 신장병 환자들은 양질의 단백질(쇠고기, 오리고기, 양고기 등)과 복합탄수화물(현미, 통밀, 율무 기타 잡곡류), 지방(올리브유, 참기름, 들기름) 그리고 미량영양소(비타민, 미네랄) 섭취량을 잘 조절해야 한다. 단백질과 탄수화물 섭취량을 줄이는 반면 올리브유와 들기름 등 식물성 지방과 미량영양소 섭취를 높여 노폐물을 많이 남기지 않고 에너지로 전환될 수 있도록 만들어주어야 한다.

미량영양소는 우엉, 당근, 연근, 파, 참마와 같은 뿌리채소와 다시마, 미역, 파래, 톳, 김 등의 해초류를 통해 섭취하는 것이 좋다. 야채와 김이나 미역, 파래 등 해초류에는 칼륨이 많이 함유돼 있지만 신부전 3기까지는 칼륨에 대한 부담은 갖지 않아도 된다.

칼륨 수치가 높아지면 몸이 저리거나 마비되는 증상이 나타날 수 있고 심하면 심장에 쇼크를 일으키지만, 칼륨이 부족해도 고혈압, 뇌졸중, 저혈당, 부정맥, 무력증, 근육마비, 신경장애 등이 생길 수 있다. 특히 근육이 무기력해지고 몸이 무거워지는데 다리에 쥐가 자주 난다면 칼륨 부족일 가능성이 높다.

인도 마찬가지다. 인을 너무 많이 섭취하면 문제가 되지만 부족해도 뼈 조직이 약해지므로 수치를 체크하면서 섭취량을 조절해야 한다.

오랜 세월 동안 형성된 습관을 바꾸는 일이 결코 쉬운 일이 아니지만 어떻게 해서라도 이겨내야 한다. 식습관을 바꾸지 못하면 남은 것은 투석이나 이식을 받는 것 외에는 다른 방법이 없다. 투석이나 이식을 받아서 음식을 마음대로 먹을 수 있다면 좋겠지만 전혀 그렇지 못하다.

투석을 받게 되면 단백질 소실이 많으므로 단백질을 조금 더 섭취해야 하지만 그 양은 투석 받기 전 2배에 불과하며 이식을 받아도 식습관을 바꾸지 않으면 이식을 받은 신장의 수명이 오래가지 못한다.

투석 치료를 받게 되면 일주일에 3일은 병상에서 4~5시간을 보내야하며 갈증이 나도 물을 마음대로 먹을 수 없게 된다. 또한 투석 치료는 노폐물 배설과 혈액·체액 성분 조절 등에만 도움을 줄 뿐 혈압 조절, 조혈, 호르몬 분비 등의 중요한 작용은 대신하지 못한다.

따라서 빈혈, 고혈압, 골장해(骨障害) 등 증상은 여전히 남아있으며 소변 만드는 기능마저도 상실된다.

이런 까닭에 말기신부전 환자들의 5년 생존율이 암환자보다 더 낮은 것이다. 질병관리본부에 따르면 말기신부전 환자의 5년 생존율은 남자 65.3%, 여자 68%이다.

당뇨병에 의한 말기신부전 환자의 5년 생존율은 56.9%로 더 낮다. 또한, 유방암, 위암, 대장암의 5년 생존율이 각각 91.5%, 73.1%, 75.6%인 것과 비교해도 낮은 수준이다.

심혈관계 합병증에 따른 사망률도 높다. 2011년 국제신장질환단체 (KDIGO)가 전 세계 120만 명을 대상으로 진행한 21개 연구를 분석한 결과, 말기신부전 환자의 경우 심장병과 뇌혈관질환에 따른 사망률이 최대 8배 높았다.

게다가 혈액투석 환자가 매년 증가하고 있어 건강보험 재정의 주요 압박 요인으로 작용하고 있다. 투석비용의 90%를 정부에서 부담을 하고 있기 때문인데, 식이요법을 철저히 시행하여 투석을 받지 않고 생활을 하게 되면 환자 자신뿐 아니라 국가에도 큰 도움을 주는 것이다. 혈액투석으로 지출되는 건강보험 재정이 매년 1조 원을 넘어서고 있다.

투석을 받는 것보다는 신장이식 수술을 받는 것이 생존율과 삶의 질을 훨씬 더 높일 수 있다. 하지만 장기 이식 대기자가 워낙 많다보니 지금까지 이식을 받은 사람들의 통계를 보면 고작 6%에 불과한 것으로 나타났다.

어렵게 이식을 받아도 생존율이 그리 높지는 않다.

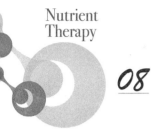

08

신장이식 환자들의 생존율과 케네디 대통령

전혀 어울릴 것 같지 않은 제목에 독자들은 어리둥절할 것이다. 그러나 찬찬히 글을 읽어보면 이해가 되는 내용으로 연결이 된다.

신장이식은 말기신부전 환자들의 삶의 질을 높일 수 있는 유일한 방법이지만 이식을 받은 후 다시 투석을 받는 환자도 있고, 신장이식을 두 번이나 받은 사람도 있어 이식한 신장 역시 수명이 제한되어 있음을 알 수 있다. 생존율은 환자와 신장 제공자 사이의 조직형 적합성이 맞느냐 맞지 않느냐에 따라 차이가 많다고 한다.

조직형이 같은 형제끼리라면 생존율이 높지만, 비혈연 생존율은 이보다 낮고, 또한 이식을 받을 환자가 50세 이상이면 그 이하인 환자에 비해 성공률이 낮다. 두 번째 이식을 받는 경우에는 첫 번째보다 예후(豫

後)가 좋지 않다고 한다.

신장을 이식받고 사이클로스포린 같은 신독이 있는 면역억제제를 사용하지 않으면 생존이 불가능하기 때문에 약물에 의한 많은 부작용을 감수해야 한다.

사이클로스포린은 건선, 아토피, 베체트, 루푸스 등 자가면역질환 치료제로도 사용되고 있지만, 이 약을 투여하면 요산이 증가하고 혈압이 높아지므로 신장 기능 검사를 주기적으로 받아 복용량을 조절해야 한다.

다른 질병을 가진 환자들이 사용해도 신장 기능 검사를 주기적으로 받아야 할 정도로 신장에 부담을 주는 약이지만, 신장이식을 받은 환자들은 그 부담을 평생 안고 살아가야 한다.

최근에는 많이 줄어들었지만, 예전에는 신장이식 환자의 사망 원인 1위가 감염에 의한 것으로 이식 1개월 안에 일어나는 감염은 수술과 관련된 것이고 그 이후 6개월까지는 세균에 의한 감염이 많다고 한다.

신장을 이식받으면 인체의 면역세포는 이식된 신장이 본래 자기 몸의 일부가 아니기 때문에 그 신장을 세균이나 병균과 같은 '적'으로 인식하고 공격하여 제거하려 든다. 만약 면역세포를 약화시키지 않으면 신장이 파괴되기 때문에 면역억제제 외에는 다른 대안이 없다.

면역억제제를 사용하면 신장은 보호가 되지만 대신 부작용으로 간 기능 장애, 당뇨병, 식욕 증진, 체중 증가에 대한 많은 부담을 떠안게 되는데, 가장 심각한 부작용은 면역력이 떨어지는 것이다.

참고로 크레아티닌 정상 수치가 $0.7{\sim}1.4mg/dl$인데, 신장을 이식받은 사람들의 수치는 남녀에 따라 조금 다르지만 대개 $1.2mg/dl$나

1.3mg/dl에서 2.0mg/dl로 높게 나온다.

아내의 친척인 40대 여성은 신장이식 수술을 받은 지 6년 만에 유방암이 발생했다. 임파선까지 전이가 되었지만, 백혈구 수치가 너무 낮아 수술이나 항암치료를 받을 수 없었다. 고통스러운 삶이었지만 그것도 얼마 살지 못했다.

건강한 사람들도 암에 걸리는데 면역력이 약한 데다 여기에 더해 면역억제제를 복용하여 면역력을 떨어뜨리는데 무슨 재간으로 다른 병이 발생하는 것을 막아낼 수 있을까?

다시 강조하지만 신장병은 단백뇨나 혈뇨가 나올 때, 조금 더 악화되었더라도 크레아티닌 수치가 정상범위(1.4mg/dL)를 넘어서지 않았을 때 완치시켜야 한다.

시기를 놓쳤더라도 지금까지 설명한 식이요법의 원칙을 지키면서 영양 치료를 실행하면 크레아티닌 농도가 3mg/dL 미만일 경우 투석에 대한 부담을 갖지 않아도 된다. 그 이상 증가했다면 투석 치료를 받거나 신장이식을 받는 시기를 늦추는 것 외에 다른 방법은 없다.

영양 치료를 시행하면 앞서 살펴보았던 자연치유병원과 달리 어느 정도 먹는 즐거움을 누릴 수 있으며 또한 비용에 대한 부담도 없다.

투석을 받게 되면 비용의 90%는 정부가 지원하고 환자가 지불해야 하는 비용은 10% 정도다.

영양 치료를 시행하는 데 드는 비용은 그보다 더 적게 든다.

앞 장에서 신증후군을 앓던 8살 김 군의 이야기를 살펴보았는데 병원에서는 사구체신염이나 신증후군처럼 신장 내 염증이 발생하면 나이를 불문하고 스테로이드를 처방한다.

사구체신염의 경우 세균이나 바이러스가 원인일 경우에는 만성으로 진행될 위험이 낮지만, 자가면역성신염으로 구분될 경우 만성으로 진행될 위험이 높다. 자가면역성신염에 속하는 신장질환은 크게 IgA신증(신염)과 루푸스 신염이 있다.

앞에서 살펴본 스테로이드를 사용하지 않았던 사람들과 오래 사용했던 환자들의 체험 사례를 한번 더 참고하여 부디 약의 부작용에 대한 경각심을 높일 수 있기를 바란다.

물론 염증 수치가 위험수위에 도달했다면 약 사용이 불가피하다. 하지만 최소 유효 용량을 단기간에 끝내도록 노력해야 한다.

필자가 관리하고 있는 환자들 중에서 만성신장병 환자 외에 류머티즘 관절염, 루푸스, 베체트 등 자가면역질환을 가진 사람들은 대부분 스테로이드를 끊지 못하는 사람들이다. 이들이 약을 끊지 못하는 이유는 복용을 중단하면 증상이 더 심해지는 리바운드 현상 때문이다. 그러나 약을 계속 복용할 경우 신부전증, 간부전증, 폐부전증, 각종 암, 뇌출혈, 고혈압, 당뇨병, 골다공증 등의 부작용에 대한 부담을 안고 가야 한다.

스테로이드가 처음 선보일 때는 페니실린과 함께 현대 의약 치료의 혁명을 일으킨 기적의 약으로 꼽혔다. 스테로이드는 염증을 줄여주는 소염제 중 가장 강력한 효과를 가지고 있었고 1950년 스테로이드를 발견한 이들에게 노벨상이 주어졌다.

그러나 노벨상을 수상한 그해부터 스테로이드로 치료를 받은 환자들 중에서 위궤양, 척추 파괴, 중증 비만, 신경 마비 등의 부작용으로 사망자가 속출하기 시작했다. 스테로이드의 효과는 혈류의 흐름을 억제해 염증 반응을 일으키는 백혈구와 프로스타글란딘의 이동을 차단하기 때문에 모세혈관과 말초신경과 점막이 빠른 속도로 손상을 입기 때문이다.

잠깐, 우리 몸에 있는 약 70%의 면역세포가 모여 있는 장腸의 구조와 기능에 대해 살펴보도록 하자.

장은 음식물뿐만 아니라 병원균이나 바이러스가 항상 침입할 위험성이 있는 장소이다. 그래서 장에는 병원균이나 바이러스 등의 외적을 격퇴시키는 면역세포의 약 70%가 모여 있는 것이다.

그뿐만 아니라 장속에는 온몸에서 모인 면역세포의 전투 능력을 높이기 위해 특별한 훈련장까지 준비돼 있다. 이것은 파이어판(Peyer's Patch)이라고 불리며, 소장벽의 일부로 존재하는 편평한 부분이다.

이 파이어판의 표면에는 장속을 떠돌아다니는 여러 가지 세균이나 바이러스, 음식물 찌꺼기 등 이물질을 장벽의 내부에 끌어들이기 위한 입구가 마련돼 있다. 끌어들인 이물질을 파이어판 안쪽에 모여 있는 많은 면역세포들에게 접촉시켜, 인체에 유해하고 공격해야 할 적의 특징을 학습시키는 것이다.

이렇게 장에서 훈련을 받은 면역세포들은 장을 견고하게 지킬 뿐만 아니라 혈액을 통해 전신에 운반돼 몸 여러 곳에서 병원균이나 바이러스 등 적을 발견하면 공격하는 전사가 된다.

이렇듯 중요한 파이어판을 사정없이 초토화시키는 약이 바로 스테로이드인 것이다. 이제 케네디 대통령에 대해 이야기를 할 차례다.

1963년에 저격으로 사망한 존 F. 케네디 미국 대통령의 이야기를 하겠다. 존 F. 케네디 암살 사건이 발생했을 당시 영부인 재키 케네디는 전 세계 언론의 슈퍼스타였다. 존 F. 케네디는 대통령에 당선된 지 3년도 안

돼 46세의 나이에 암살당했다.

존 F. 케네디는 암살을 당하지 않았다 해도 수명이 얼마 남지 않은 상태였다. 사망 당시 그는 부신피질에서 호르몬이 분비되지 않는 에디슨병을 앓고 있었고, 면역체계는 거의 파괴된 상태였다. 여러 차례 수술로 척추도 무너져 있었다. 오랫동안 복용한 스테로이드의 부작용 때문이었다.

케네디는 어린 시절부터 하복부에 통증과 경련을 겪으며 여러 차례 병원에 입원했다. 처음에는 장궤양이라는 진단을 받고 그에 따른 처방약을 복용했다. 다음에는 과민성 대장염이란 진단을 받고 다른 처방약을 복용했다. 의사의 처방에 따라 여러 종류의 약물을 복용했지만, 통증을 줄여주는 스테로이드 약물인 코르티손은 장기 처방을 받았다고 한다. 네오르론토실이라는 항생제를 다량 처방받기도 했다.

그러는 사이에 약의 부작용으로 허리 디스크와 골다공증이 발생했다. 이때도 의사들은 디스크 수술을 시행하고 코르티손을 또 처방했다. 골다공증과 디스크는 코르티손의 부작용 때문이었지만, 통증을 줄이기 위해 계속 코르티손을 처방한 것이다.

이에 케네디는 서른이 안 되었을 때부터 갱년기 증상이 보이기 시작했고 결국 1954년 10월 21일 X-선 촬영에서 5번 허리 척추가 코르티손의 과다 복용으로 완전히 녹아내렸음이 확인되었다.

의사들은 금속판으로 천골을 장골과 허리 척추에 고정하는 수술을 다시 시행했다.

케네디는 이 수술로 요도염이 발생하여 죽음 직전까지 갔지만 다행히도 이를 극복하여 미국 제35대 대통령으로 취임했다.

이후 케네디는 현대 의학을 포기하고 전통 의학을 시행하는 재닛 트

라벨을 주치의로 선정해 전통요법으로 치료를 받았지만 건강을 회복하기에는 불가능할 정도로 면역체계가 완전히 무너져 있었다.

낙담한 케네디는 유명한 현대 의학의사 맥스 제이콥슨에게 다시 도움을 청했고, 그는 대중요법으로 암페타민(마약의 일종인 히로뽕) 등의 진통제, 바비튜레 등의 수면제, 테스토스테론 등의 남성 호르몬제, 페니실린 등의 항생제를 고용량으로 처방했다.

케네디가 암살당한 후 부검을 실시했을 때 그의 간은 완전히 기능을 잃은 상태였다. 제이콥슨은 환자들에게 마약인 진통제, 신경안정제 등을 과도하게 처방했다는 사실이 밝혀져 의사 자격을 박탈당했다.

이제 케네디 대통령 이야기를 한 이유를 따로 기술하지 않아도 현명한 독자들은 충분히 이해하셨으리라 믿는다.

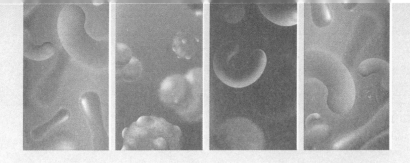

Nutrient
Therapy Part 4_
영양으로 개선되는
자가면역질환

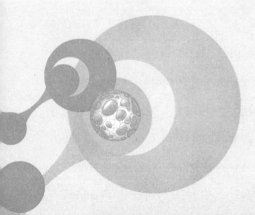

자가면역질환뿐만 아니라 각종 희귀병, 만성병을 앓고 있는 사람들은 3
대 영양소는 과잉 상태이고 미량영양소는 부족한 상태이다.
자연치유병원에서 잡곡밥과 야채, 해초류, 과일 위주의 식생활을 하게 했
을 때 10년 넘게 복용해 왔던 약을 끊을 수 있었던 것은 부족한 미량영
양소를 채울 수 있었기 때문이다.

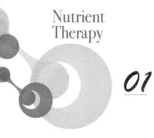

01

인체의 자가면역질환과 영양 치료

　인체는 신비하다. 이 중에서 혈액 속 면역 체계는 더 정교하게 작동하고 있다. 면역체계는 림프구절과 면역 전달물질이 관여하는 매우 복잡한 체계이다. 그런데 최근 수십 년 사이 외부 항원이 아닌 정상 세포를 적으로 오인해 공격하는 자가면역질환이 눈에 띄게 늘어나고 있다. 외부 항원에만 반응하고 자기 몸에 대해서는 반응하지 않는 자가 반응이라는 체계에 문제가 생긴 것이다. 대표적인 질환이 수많은 환자들을 괴롭히고 있는 류머티즘과 아토피이다.

　자가면역질환은 세균, 바이러스, 이물질 등 외부 침입자로부터 내 몸을 지켜줘야 할 면역세포가 우리 몸의 장기나 조직을 공격하는 질환을 일컫는다. 면역세포의 주요 공격 대상은 간, 신장, 부신, 난소, 췌장, 피부, 관절, 근육, 신경섬유, 타액선, 생식기, 혈관, 눈물선 등이다.

피부를 공격하면 홍반, 물집, 색소 변화가 생기고, 관절을 공격하면 관절통, 뻣뻣함, 관절 기능 소실 등의 증상, 신경섬유를 공격하면 마비 증세가 나타나게 된다.

자가면역질환은 이렇듯 다양한 부위에 증상이 나타나며 현재까지 알려진 종류만 해도 80가지가 넘는다. 종류가 많은 이유는 면역세포가 인체의 어느 부위를 공격하느냐에 따라 병명이 결정되기 때문이다.

가령 면역세포가 관절과 근육, 인대를 공격하면 류머티즘 관절염, 척추의 관절과 인대를 공격하면 강직성 척추염, 세포의 핵을 공격하면 루푸스, 피부 근육을 공격하면 피부근염과 경피증, 침샘과 눈물샘 질의 바톨린 샘을 공격하면 쇼그렌 증후군, 구강 점막, 눈 점막, 성기 점막을 공격하면 베체트병, 장 점막을 공격하면 궤양성 대장염과 크론병, 간을 공격하면 자가면역성 간염, 혈소판을 공격하면 백반증, 모낭을 공격하면 원형탈모증, 섬유조직을 공격하면 섬유조직염, 신장 사구체를 공격하면 IgA신염, 루푸스 신염 등으로 분류하지만, 그 원인은 동일한 것이다.

몇몇 질환은 미용상의 문제 외에는 큰 해가 없으나 장기나 조직이 딱딱하게 굳어지는 전신성 피부경화증과 루게릭처럼 치명적인 병도 있다. 루게릭병은 몸의 골격근을 움직이는 운동 신경세포가 점차 사멸해 근육이 위축되거나 마비, 경직되는 병이다.

자가면역질환 중에서 류머티즘 관절염은 전 세계적으로 가장 흔하며 관절 활막의 지속적인 염증반응을 특징으로 하는 전신질환이다.

루푸스는 전신성 홍반성 낭창 또는 전신성 홍반성 루푸스라고도 불리며 이 질환의 특징은 세포에 있는 핵을 공격하는 것이다.

이에 신체의 특정 부위에 국한되지 않고 머리끝에서 발끝까지 어느 곳에든 염증을 일으킬 수 있어 '천의 얼굴을 가진 질병'으로 불리며 상상할 수 없을 만큼 다양한 증세를 보이는 질환이다.

루푸스를 오래 앓았다면 '행복전도사' '행복 멘토' 등의 애칭으로 작가와 방송인으로 활동했던 최윤희 씨의 자살 사건을 기억하는 사람들이 있을 것이다.

최 씨는 루푸스의 고통을 이겨내지 못해 자살을 택했는데 그가 남겼던 유서는 많은 사람들의 가슴을 먹먹하게 했다.

'행복, 그거 얼마예요' '유쾌한 행복사전' 등 희망과 행복을 주제로 한 26권의 책을 발간하기도 했던 최 씨가 남긴 유서의 내용 중에 '능력에 비해서 너무 많은 일을 하다 보니 배터리가 방전된 것'이라는 내용이 눈길을 끈다.

자가면역질환의 주요 증상은 통증, 부기, 열이며 이 중 통증은 매우 심각하다. 그래서 주로 통증을 억제하는 약을 사용하게 되는데 현대의학에서 자가면역질환 치료에 사용하는 약제는 스테로이드제나 면역억제제이며 증상이 심할 경우 항암제 투여와 방사선 치료도 하고 있다.

이런 치료법들은 짧은 기간 내에 증상을 경감시켜주지만, 종국에는 면역력을 과도하게 약화시켜 여러 가지 심각한 부작용을 일으키게 된다. 통증 등의 증상이 감소되는 만큼 질환은 더 악화되기 때문이다.

최 씨의 유언을 보면 루푸스를 앓고 있음에도 불구하고 많은 활동을 했다는 것을 짐작할 수 있다. 우리는 이 문제를 깊이 반추해볼 필요가 있다. 병이 나면 치료도 중요하지만 동시에 충분한 휴식을 취해야 하는데 최 씨는 그렇게 하지 못했다.

자가면역질환에 사용하는 약들은 강력한 면역억제 기능과 진통 작용, 항염증 작용을 갖고 있기 때문에 대부분 사용 즉시 효과가 나타난다.

특히 스테로이드제는 소염, 진통 효과도 강하지만 근력을 강화해 주고 체력을 높여주는 효능도 있다. 물론 정상적인 힘을 낼 수 있도록 해 주는 것은 아니지만 한참 동안은 체력을 유지할 수 있는데 이것이 문제인 것이다.

예컨대 하루 6시간 일을 하면 체력이 바닥나는 사람도 낮은 단위의 스테로이드 한 알만 복용하면 10시간 일을 할 수 있는 체력이 생긴다. 이는 결국 증상을 악화시키는 요인이 되는 것이다.

그뿐만 아니라 자가면역질환이 있으면 음식을 가려야 하는데 약을 쓰게 되면 염증을 유발하는 음식을 먹어도 증상이 드러나지 않는다. 증상이 억제되기 때문인데, 이 또한 병을 악화시키는 요인이 되는 것이다. 약물치료를 받으면서 일을 무리하게 하거나 염증을 유발하는 음식을 먹는 것은 자살행위와 다를 바가 없다.

그렇다면 자가면역질환의 원인은 무엇일까. 『면역력을 높이는 장 건강법』이란 제목의 책은 일본에서 장 전문의로 활동해온 마쓰다 야스히데의 저서이다.

지난 30년 동안 내시경 검사를 통해 많은 사람들의 장을 들여다본 그는 인체 최대의 면역조직이 소장에 있으며 장을 잘 관리해야 건강을 지킬 수 있다는 내용을 자세히 기록하고 있다. 저자의 설명을 들어보자.

장의 상태를 조사하는 검사에는 항문을 통해 조영제인 바륨과 공기를 집어넣어 대장과 소장을 방사선 촬영하는 '방사선 조영검사'와 항문으로 내시경을 넣어 대장과 소장의 점막 상태를 직접 살펴보는 내시경 검사가 흔히 사용하는 검사법이다. 요즘은 영상화하여 액정화면을 통해서 보는 '전자내시경'이 많이 보급되어 신속하고 정확한 진단을 받을 수 있게 되었다.

전자내시경을 소장에 삽입하여 모니터에 비치는 내부의 상태를 관찰해 보면 소장 점막에는 두 종류의 특수한 림프조직이 있음을 알 수 있다.

림프조직이란 면역 활동을 하는 성분(매크로파지, 백혈구의 호중구, 림프구, NK세포 등)이 모여 있는 조직을 말한다. 하나는 지름 1~1.5mm인 고립림프소절로, 흰색을 띤 돌출물처럼 보이며 장 전체에 퍼져 있으며, 다른 하나는 지름 2~10cm인 집합림프소절(파이어판 : Peyer's Patch)로, 수십 개의 림프소절이 모여 긴 타원형을 이루며, 그 수는 약 15~30개 정도다.

소장 끝부분에 있는 10cm 정도의 장관에 작은 좁쌀 같은 오돌토돌한 돌기 비슷한 것들이 보이는데 이것은 림프구가 밀집되어 있는 파이어판이며 세균이나 바이러스 암세포 등을 파괴하거나 억제하는 면역세포가 이곳에 분포되어 있다.

파이어판을 검사해 보면 그 사람의 면역 상태를 알 수 있는데, 파이어판은 건강하고 젊은 사람일수록 그 수가 많고 나이가 많고 면역력이 떨어질수록 오돌토돌한 돌기의 수가 적어지고 평평하게 변한다.

자가면역질환 중에서도 장에 구멍이 뚫리기도 하는 크론병의 경우 거의 대부분 파이어판에도 궤양 등의 이상이 발견된다. 또 한 가지 중요한 사실은 장내 환경이 나빠지면 림프구의 상태가 불안정해지는 문제가 발생한다. 림프구는 백혈구의 하나로 면역반응에 직접적인 작용을 한다.

림프구는 40종 이상에 달하며 각각 CD4, CD8이라는 기호와 숫자가 부여된다. 그중에 CD4는 면역 활동을 가속시키고, CD8은 반대로 활동을 억제하는 역할을 한다. CD4의 활동이 활발해지면 '면역 이상'이라 불리는 자가면역질환이 발생하며 반대로 제어 역할을 하는 CD8이 활발해지면 면역 시스템이 제대로 작동되지 않아 세균, 바이러스, 암 등의 공격에 취약하게 된다.

이에 건강한 면역력은 CD4와 CD8의 비율이 균형 상태를 이룰 때 갖게 되는 것이다. 다시 말하면 CD4 수가 증가하면 자가면역질환이 발생하고, CD8 수가 증가하면 면역력이 떨어지며, 이 둘이 균형을 이룰 때 비로소 건강한 면역력을 갖게 되는 것이다.

자가면역질환의 영양 치료 처방은 CD4와 CD8 이 둘이 균형을 이룰 수 있도록 하는 데 중점을 둔다. 그리고 균형이 계속 유지될 수 있도록 해주어야 하는데 그러려면 면역세포(매크로파지, 백혈구의 호중구, 림프구, NK세포 등)가 가장 많이 모여 있는 소장을 건강한 환경으로 만들어주어야 한다.

소장이 건강해지면 앞에서 살펴본 인체의 모든 점막이 정상적인 기능을 할 수 있게 된다.

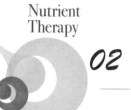

Nutrient
Therapy

02

자가면역질환을 치료하는 놀라운 식이요법

자가면역질환은 심한 스트레스를 겪은 후에 발생하는 경우가 많아 스트레스가 주요한 원인으로 지목되고 있다. 스트레스가 만병의 근원이라는 말이 결코 과장이 아니다.

아무튼 자가면역질환은 충분한 휴식과 안정을 취하면서 철저한 식이 요법 관리가 뒤따라야 한다. 동물들도 몸이 아프면 스스로 음식량을 조절해 병을 다스릴 줄 아는데 유독 인간은 웬만한 의사들의 경고에도 그러려니 하고 별로 신경을 안 쓰는 것 같다.

그런데 최근 현대의학을 전공한 의사들도 약을 처방하지 않고 식이 요법으로 질병을 고치는 자연치유병원들이 늘어나고 있다.

그곳을 찾는 환자들이 얼마나 많은지 입소문이 난 병원에 입소하려면 몇 달을 대기해야 할 정도다. 필자가 아는 자연치유병원에서 시행하는 교육프로그램 중에 제일 짧은 코스로는 12박 13일짜리가 있다.

병원은 두 곳 다 산속에 있어서 환경이 좋으며 한 병원의 주식은 현미와 현미찹쌀을 반반 섞은 것이고 부식은 야채와 과일이다. 물론 유기농 농산물이며 염분이 거의 없다. 다른 한 곳은 백미로 지은 밥도 있고 부식도 다양하며 염분이 있어 맛도 좀 있는 편이다.

두 병원의 공통점은 환자들에게 육류와 생선은 물론 우유나 계란도 끊게 한다는 것이다.

이렇게 3끼 밥을 먹는데 중요한 것은 식사 시간을 1시간으로 정해두고 꼭꼭 씹어 먹게 한다는 사실이다. 밥과 반찬을 따로 씹는 것을 원칙으로 하고 있고 또 많이 씹을 수 있도록 찌개나 국은 아예 없다. 물도 식후 1시간이 지난 다음에 먹게 한다.

스트레스 없는 쾌적한 환경 속에서 농약과 비료를 사용하지 않는 땅에서 재배한 농산물을 먹게 되면 복용하는 약들을 하나하나 끊어나갈 수 있게 된다.

전문인의 특별한 지도를 받지 않고 스스로 병을 고친 사람들이 종종 방송에서 소개되고 있는데 요즘 방송 중인 '조선팔도 자연애(愛) 산다'와 '나는 자연인이다'가 바로 그것이다.

도시 생활을 포기하고 산이나 시골에 가서 나무와 황토로 집을 짓고 직접 텃밭을 일구어 재배한 채소와 과일을 먹으면서 지낸다면 못 고칠 병이 없을 것이다.

하지만 시한부 선고를 받았다면 몰라도 그렇게 삶의 터전을 송두리째 바꿀 수 있는 사람은 그리 많지 않을 것이다.

자가면역질환뿐만 아니라 각종 희귀병, 만성병을 앓고 있는 사람들은 3대 영양소는 과잉 상태이고 미량영양소는 부족한 상태이다.

자연치유병원에서 잡곡밥과 야채, 해초류, 과일 위주의 식생활을 하게 했을 때 10년 넘게 복용해 왔던 약을 끊을 수 있었던 것은 부족한 미량영양소를 채울 수 있었기 때문이다.

우리가 섭취한 음식은 체내에서 대사를 거쳐 에너지로 사용하게 되는데 그 에너지의 재료가 되는 탄수화물, 단백질, 지방을 3대 영양소라고 한다. 이 3가지 영양소는 신체 구성 성분이면서 체내에서 분해되어 에너지로 사용되는 물질이다.

따라서 3대 영양소 중에서 한 가지도 중요하지 않은 영양소는 없지만 3대 영양소를 에너지로 바꿔주는 미량영양소가 부족하면 탄수화물, 단백질, 지방 등의 영양소들은 질환의 원인이 되어버린다. 왜냐하면 3대 영양소는 야채와 해초류, 과일 등에 들어있는 비타민과 미네랄이 있어야 비로소 에너지로 전환될 수 있기 때문이다.

미량영양소가 부족하여 탄수화물이 에너지로 사용되지 못하면 혈당과 중성지방 수치가 높아지게 되고, 지방이 연소되지 못하면 LDL 콜레스테롤과 중성지방이, 단백질의 대사과정에서는 요소, 요산, 크레아티닌 같은 노폐물이 생성된다.

주목해야 할 점은 미량영양소 부족으로 중성지방, 콜레스테롤 등의 수치가 올라간 것을 약으로 낮출 경우 미량영양소 결핍이 더 심해진다는 것이다. 약은 체내 흡수, 배설 등 대사과정에서 몸속 영양소를 밖으로 빠져나가게 하거나 합성되지 못하게 막는 기능이 있어 부족한 영양소를 고갈시켜버리기 때문이다.

자연치유병원에서 많은 환자들이 오래 복용했던 약을 끊고 건강을 회복할 수 있었던 것은 미량영양소를 충분히 채워줄 수 있었기 때문이다.

껍질을 완전히 깎아내지 않은 현미에는 알파 토코페롤, 감마 오리자놀, 옥타코사놀, 감마아미노부티르산, 리놀렌산과 필수 아미노산, 필수 지방산과 식이섬유 및 비타민 B군 등 양질의 영양소와 칼슘, 철분, 인, 등 미네랄이 다량 함유되어 있다.

시금치에는 수산, 사과산, 구연산, 아이오딘 및 비타민 C가 채소 중에서 제일 많이 들어 있으며, 비타민 B1, 비타민 B2, 나이아신, 엽산, 사포닌 등이 함유되어 있고, 당질, 단백질, 지방, 섬유질, 칼슘, 철 등의 영양소도 들어있다. 당근에는 베타카로틴, 비타민 C, E, 클로로필, 마그네슘, 요오드, 불소, 칼륨 등의 성분들이 골고루 포함되어 있다.

양배추에는 비타민 A, 비타민 C, 비타민 K와 항궤양 성분인 비타민 U가 많이 함유돼 있다. 이렇듯 곡류와 과일, 야채, 해초류 등에는 다양한 치료제가 들어있지만 인공적으로 만든 영양제는 이러한 역할을 대신 해주지 못한다. 합성영양제는 우리 몸의 면역체계가 이물질로 받아들이기 때문이다.

자가면역질환은 기본적으로 혈관과 신경을 잘 통하게 해주는 '징코후' 와 '채움레시틴'이 처방되며 면역반응을 조절해주는 '채움후' 또는 '채움라이프'중에서 한 가지가 더 필요하다.

'징코후'는 혈관을 넓혀 혈액이 잘 통하도록 해주고 '채움레시틴'은 신경을 싸고 있는 수초를 회복시켜 신경전달이 잘 되도록 해주는 제품이다.

‘채움후’와 ‘채움라이프’는 과도한 면역반응을 일으키는 면역세포와 반대로 면역 활동을 억제하는 면역세포의 균형을 맞춰주는 기능을 가지고 있다.

제품에 대한 설명은 Part 8에 자세히 수록돼 있다.

영양 치료는 정상적인 생활을 하면서 할 수 있고 또 육류나 생선을 끊지 않고도 효과를 볼 수 있다는 것이 가장 큰 장점이다.

하지만 자가면역질환은 면역세포가 혼란에 빠져 인식 기능에 오류가 생긴 질환이므로 중성지방과 콜레스테롤 수치를 높이거나 알레르기를 유발하는 기름에 튀긴 음식이나 햄버거, 햄, 소시지 등의 인스턴트식품과 돼지고기, 고등어, 꽁치 등은 금해야 한다.

스테로이드제와 면역억제제를 오래 복용한 사람들은 더욱 유의해야 한다. 영양 치료는 바쁜 일상을 보내는 사람들도 실천할 수 있지만 음식을 빨리 먹는 습관만큼은 개선해야 한다. 음식을 씹을 때 분비되는 침의 역할이 매우 중요하기 때문이다. 침 속에 존재하는 파로틴 호르몬은 뼈나 치아 조직을 튼튼하게 만들고 혈관의 신축성, 백혈구 증가에 기여하는 등 건강에 중요한 역할을 한다.

파로틴의 분비량은 평소 분당 0.5ml이지만, 음식을 먹을 때는 분당 4ml로 증가한다. 만약 음식을 한 시간 정도 씹는다면 침의 효과만 해도 놀라운 것이다.

구내염(입안의 점막에 생기는 염증)이 심한 경우 현미 잡곡밥과 야채를 충분히 섭취하기 어려우므로 이때는 현미 찹쌀을 많이 넣고 야채도 부드러운 잎 채소를 먹는 것이 좋다.

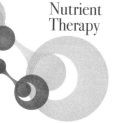

03

자가면역질환 중증환자들의 체험 사례

　자가면역질환에 대한 체험 사례는 주로 면역억제제와 스테로이드제에
대한 의존성이 생긴 중증환자들의 사례를 골라 영양 치료 시행 후 나타
나는 변화를 구체적으로 정리를 해 보았다.

　강직성 척추염 체험 사례의 경우는 현재 영양 치료를 시행하고 있는
자가면역질환자 중에서 류머티즘 관절염을 앓고 있는 사람이 제일 많다.
다음은 쇼그렌 증후군, 베체트, 건선, 경피증, 루푸스, 강직성척추염, 궤
양성 대장염, 크론병, 자가면역성간염, 아프타 구내염, 혈소판 감소증,
재발성 다발연골염 순이다.

　필자가 제일 처음 만난 환자는 강직성척추염 환자였고 그때가 1999
년도였다. 디스크 환자가 많다 보니 그중에 강직성척추염 환자들이 더러

있었는데 대부분 처음에는 디스크인 줄 알았다가 나중에 강직성척추염이라는 사실을 알게 된 사람이다.

강직성척추염은 면역세포가 뼈와 뼈를 연결하는 인대를 공격하여 염증이 생기고 조직이 뼈처럼 굳어가는 질환이다. 증상은 주로 척추관절과 엉덩이관절(천장관절)에 많이 발생하며 척추 이외에도 발목, 무릎, 발가락 관절에 염증을 일으킨다.

병이 진행되면 척추와 관절 외에도 포도막염, 만성전립선염, 폐섬유화, 아밀로이드증, 대동맥판막기능부전증, 심전도장애, 염증성 장질환 등 매우 다양한 증상들이 나타나게 된다.

이 모 씨(남 59세, 신장 175cm, 체중 68kg)는 내가 만난 강직성척추염 환자 중에서 척추가 가장 많이 굳어 있었다. 발병한 지 15년이 넘었고 척추교정은 일주일에 3일, 마사지와 어혈을 제거하는 부항치료는 거의 매일 받았다고 한다.

척추가 많이 굳어있어 척추교정사가 치료를 거부했지만, 치료 중에 사고가 나도 책임을 묻지 않겠다는 각서까지 쓰면서 교정을 받았다고 한다. 그런 노력이 없었다면 생존이 어려웠을 것이다. 척추가 거의 다 굳어버린 상태여서 몸에 나타나는 증세가 한두 가지가 아니었다.

만성두통에다 어지럼증이 심했고 소화력이 떨어져 고등어 반 토막만 먹어도 소화 장애로 고생해야 했다. 엉치와 사타구니 쪽에 통증이 심했고 전립선 PSA수치도 전립선암 환자만큼 높게 나왔다.

너무 늦게 만난 것이 안타깝긴 했지만, 그래도 다행히 영양 치료 시행 후 많은 변화가 있었다.

약을 조금씩 줄여나가다가 2년 만에 약을 완전히 끊을 수 있었다.

다른 합병증이 생기지 않았으며 5년이 지난 후 척추의 유연성도 많이 회복되었다. 전립선 PSA 수치도 50ng/ml(정상 0~4ng/ml)를 넘나들다가 3.6ng/ml까지 떨어졌다.

강직성척추염은 디스크처럼 척추신경을 자극하는 병이 아니라 염증이 계속 반복되면서 주변 조직이 뼈처럼 굳어가는 병이다.

이 씨와 같이 약물치료에 오래 의존하여 척추가 많이 굳어진 경우 더 이상 진행되는 것을 막아주는 정도면 만족해야 하지만, 척추가 굳어지지 않았을 때 영양 치료를 시행하면 얼마든지 치유될 수 있다.

류머티즘 관절염은 면역세포가 관절과 근육, 인대를 공격하여 관절과 몸이 뻣뻣하게 굳어가는 질환이다. 류머티즘 관절염은 병의 증세가 매우 다양하게 나타나는데 병세가 심한 경우 관절의 통증과 변형으로 다른 사람의 도움을 받지 않으면 생활할 수 없는 지경에 이르기도 한다.

류머티즘 관절염에 처방되는 대표적인 약으로는 비스테로이드성 소염진통제, 스테로이드제, 메토트렉사트, 항말라리아제, 페니실라민제, 설파살라진제 등이 있으며, 이들은 염증을 가라앉혀 관절통을 경감시키고 면역반응을 조절하여 병의 진행을 막는 약들이다.

이 중에서 스테로이드제는 강력한 면역억제 작용과 진통 작용, 항염증작용을 갖고 있어 가장 많이 처방되고 있다.

내가 만난 환자 중에는 불안, 우울증과 같은 정신장애와 위장장애 그리고 피부가 얇아지고 수족냉증을 호소하는 사람들이 많았다. 이런 부작용에서 벗어나려면 약을 끊어야 하지만 소염제와 스테로이드제에 의존성이 생긴 환자들은 약을 끊기가 쉽지 않다.

류머티즘 관절염은 증상을 최대한 호전시켜 그 상태를 오래 유지할 수 있도록 해주는 것으로 현재로서는 최선의 방법이다.

그런데 15년 전, 정확히 말하자면 2000년에서 2009년까지 류머티즘 관절염을 앓던 환자 중에는 회복 후 다시 증상이 나타나지 않는 사람들이 꽤 많았다.

그러나 그 이후로는 그런 사람들이 드물었다. 약을 2~3년 정도 사용했던 사람 중에서 약을 끊은 사람들은 있었지만, 10년 이상 먹었던 사람들은 거의가 끊지 못했다.

고 모 씨(여 72세, 신장 158cm, 체중 52kg)는 류머티즘 관절염을 15년 정도 앓았던 사람이다. 고 씨의 아들인 장 씨가 중학교에 다닐 적에 영양 치료를 시행하여 심한 아토피를 치유한 적이 있었다.

지금은 결혼을 했고 직장에 나가고 있지만, 젖먹이 때부터 중학교 2학년 때까지 아토피로 고생했던 장 씨가 치유되는 것을 목격했기 때문에 효과에 대한 확신은 있었지만, 경제적인 문제로 자신은 챙기지 못했다.

약물치료에만 의존하다가 음식을 못 먹을 정도로 위장이 나빠지고 체중이 7kg이나 빠지자 그제야 영양 치료를 시작했다. 스테로이드제와 면역억제제를 처음 사용할 때는 증상이 호전되는 것뿐만 아니라 체중도 늘고 피부도 좋아져 잘 지냈다고 한다. 하지만 5년이 지나자 위염 증상이 자주 발생하게 되었고 추위를 많이 타게 되면서 몸을 가누기 힘들 정도로 살이 많이 빠졌다고 한다.

나이도 많지만 영양 치료를 너무 늦게 시작한 탓에 약은 끊지 못하고 약물치료와 병행했다. 생활이 어려워 영양 치료는 일 년에 6개월 정도 시행했으나 그래도 저체온증이 많이 개선되었고 체중은 3kg 정도 증가하였으며 소화력도 많이 좋아졌다.

변형된 손가락 관절도 많이 펴졌으며 몸이 너무 냉해서 고생을 많이 했었는데 이제는 추위를 많이 타지 않게 되어 그나마 살 만하다고 했다.

여 모 씨(여 59세, 신장 157cm, 체중 48kg)는 14년 전에 류머티즘 관절염 진단을 받고 병원 치료를 받아왔던 환자다. 그동안 의사가 정해준 검사 날짜를 한 번도 미루거나 넘긴 적이 없었고 처방을 받은 약도 잘 챙겨 먹었다고 한다.

본래 야윈 몸인 데다 체중이 7kg이나 빠졌고 손발이 차갑다 못해 아플 정도로 냉증이 심했다.

여 씨도 여느 환자들과 같이 스테로이드제와 면역억제제를 꾸준히 복용해왔지만, 손가락 관절의 변형을 막아내진 못했다.

몸이 차고 면역력이 너무 떨어져 감기를 달고 살게 되었고 속 쓰린 증상도 잦았으며 무른 변을 하루에 3번 이상 볼 정도로 장 상태가 좋지 않았다. 소변에 거품이 많이 나왔으며 안면 홍조도 심했는데 피부가 많이 가려워 검사를 받아보니 건선 초기라는 진단이 나왔다.

그뿐만 아니라 피부가 많이 얇아져 있고 머리카락도 가늘어져 또래 친구들에 비해 너무 늙어 보여서 속이 상했지만 뼛속이 시린 것과 손발 찬 것이 개선되어 더 이상 바랄 것이 없다고 했다.

영양 치료를 시작한 지 2개월이 지나면서 속 쓰린 것과 뼛속이 시린 증상, 손발이 차고 저리던 증상이 많이 개선되었고 혈색도 많이 좋아졌다. 영양 치료의 효과는 소화기관 점막과 혈관 내벽에 먼저 나타나게 되고 점막과 혈관 내벽이 회복되면 그 효과는 피부에 그대로 반영된다.

4개월이 지나면서 소변에 거품도 줄어들었지만, 변형된 손가락 관절이 거의 다 펴져 놀라워했다.

여 씨의 경우 신장병 진단이 나올 정도로 신장의 기능이 저하된 것은 아니다. 하지만 스테로이드제를 오래 복용한 사람이 1년 이상 소변에 거품이 나왔다면 신장병으로 진행되기가 쉬운데 6개월이 지날 무렵에는 스테로이드제를 끊었을 수 있었다.

그리고 피부 건선도 거의 다 나았고 자국만 조금 남았다며 밝은 목소리로 전화를 했다. 면역억제제는 아직 끊지 못했으나 체중이 2kg 정도 늘었다고 한다.

여 씨가 병원에서 자주 만나던 류머티즘 관절염 환자 5명에게 영양 치료를 소개했는데 소개를 받은 환자들은 여 씨만큼 증상이 심하지 않아 모두 예전의 체중으로 회복되었다.

최 모 씨(여 49세, 신장 157cm, 체중 49kg)는 8년 전에 류머티즘 관절염 진단을 받았다. 류머티즘 관절염뿐만 아니라 과민성 대장증후군과 레이노 증후군이 발생하여 고통스러운 나날을 보내고 있었다.

예전에는 몸이 따뜻했는데 6년 전부터 추위를 타기 시작하면서 손끝에 사마귀가 생겼고 손이 너무 차갑고 여러 색깔로 변하는 증상이 나타나 검사를 받아보니 레이노 증후군이라는 진단이 나왔다고 한다.

레이노 증후군은 낮은 기온에서 손발 끝 혈관이 급격히 수축하는 질환을 말한다. 과민성 대장증후군은 설사와 변비, 불규칙한 배변과 복통, 복부팽만 등의 증상이 나타나는 질환이다.

레이노 증후군은 자가면역질환을 앓고 있는 환자들에게 많이 나타나는 증상으로 전신이 굳는 전신경화증일 경우 100%, 루푸스는 25~50%, 류머티즘 관절염은 17~30% 정도 동반된다고 한다.

최 씨는 몸이 너무 약해져 일상적인 집안일도 감당하기가 어려웠는데 다행히 영양 치료를 시행한 지 2개월이 지나자 아랫배와 손발이 조금씩 따뜻해지기 시작했고 소화가 잘되면서 종아리와 발의 쥐 내림 증상이 개선되었다.

6개월이 지나면서 손끝 사마귀가 없어졌고 통증이 많이 나아져 스테로이드제와 면역억제제를 끊었다는 연락을 받았다.

최 씨의 경우 류머티즘 관절염 하나만 해도 감당이 어려운데 몇 가지 질환이 겹쳐 있었다. 게다가 약을 오래 사용하여 면역력이 바닥에 이른 상태라 계속 병원 치료에만 의존할 또 어떤 증상이 나타날지 모르는 상태였다.

영양 치료를 시행하고 있는 사람들은 하나같이 피부가 좋아졌다는 이야기를 한다. 위나 소장, 대장 등 소화기관의 점막과 혈관 내벽, 림프관 내벽, 내분비선(혈액으로 호르몬을 분비하는 기관) 그리고 피부는 모두 상피세포에 속하기 때문에 점막과 혈관 내벽이 회복되고 정상체온을 유지하게 되면 그 효과는 피부에도 나타난다.

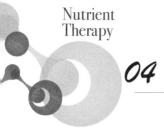

Nutrient
Therapy

04

쇼그렌 증후군이 영양 치료로 개선된 체험 사례

현재 영양 치료를 시행하고 있는 자가면역질환 환자 중에서 쇼그렌 증후군 환자의 수는 두 번째로 많다. 이 질환은 20~30대에도 발생하지만 주로 40~50대의 중장년층이 걸리는 것으로 알려져 있으며, 여자가 남자보다 9배 정도 발병률이 높다고 한다.

쇼그렌 증후군은 동반 질환의 유무에 따라 1차성과 2차성으로 구분된다. 1차성 쇼그렌 증후군은 다른 동반 질환 없이 구강건조증과 건조성 각결막염만 발생한 경우이다. 구강 건조증과 건조성 각결막염은 말그대로 입안과 눈의 점막이 건조해져서 생기는 증세를 말하며 2차성 쇼그렌 증후군은 류머티즘 관절염, 루푸스, 다발성 근염, 피부 경화증 등다른 질환이 동반되어 발생하는 것을 말한다.

주요 증상은 외분비선의 기능 저하로 인해 침이 부족해 혀가 건조하고 갈라지며, 치석이 잘 끼고, 충치, 치주염이 자주 발생한다. 눈물샘이 마르며 눈이 뻑뻑하고 모래 같은 이물질이 들어간 느낌이 있고, 더 진행되면 따가움, 가려움, 피로감과 각막염, 결막염 등이 나타난다. 또 기관지 점액이 줄면서 마른기침, 가래 배출 곤란 등의 증상을 보이며, 위와 췌장 분비샘을 침범하면 위산, 소화액 분비 감소로 만성 소화 장애가 나타날 수 있고 피부, 땀샘, 피지선을 공격하면 피부가 마르고 건조해진다.

여성의 질 바톨린 샘이 마르면 성관계 시 성교통과 질염이 자주 발생하게 된다. 또한, 임파선 종양의 발생률이 높아지게 되고 그 외에도 당뇨병, 갑상선 기능저하증, 혈관염, 신경염 등이 생길 수 있다.

현대의학적 치료는 증상을 최소화하고 건조증으로 발생하는 합병증 예방을 위해 분비샘을 자극하는 약물과 점막 보호제 등을 사용한다. 혈관염, 신경염 등 전신적 합병증이 동반되면 스테로이드제나 면역억제제를 투여한다.

질병 초기에 사용하는 타액 분비 약제로는 카르핀pilocarpine(살라겐 정)이 있다.

인공 타액을 몇 주 사용하면 효과가 나타나기 하지만 이 약물은 부교감 신경계를 항진시키므로 발한, 오심, 현기, 홍조, 무력증 등의 부작용을 감수해야 한다.

박 모 씨(여 58세, 신장 158cm, 체중 58kg)는 쇼그렌 증후군 진단을 받은 지 12년 되었다. 안구건조증과 구강건조증, 질건조증이 심했으며 가끔 각혈이 나타나 그때마다 응급실 신세를 져야 했다.

그리고 갑상선 기능저하증과 수족냉증, 피부병이 있어 복용하는 약의 가지 수가 많았다. 병원에서 처방해준 약을 먹어도 더 이상 염증 수치가 떨어지지 않을 때 영양 치료를 시작했는데 약물치료와 병행하자 수치가 많이 떨어졌고 증상도 조금 완화되었다.

약을 끊으면 염증 수치는 다시 올라갔으나, 영양 치료를 시행한 지 1년 만에 약을 완전히 끊을 수 있었다.

안구건조증과 입안이 마르고 화끈거리는 증상이 개선된 후로는 각혈한 적이 없었다. 박 씨는 몸이 따뜻해지면서 모든 증상이 동시에 개선되었으며 피부 가려움증은 가끔씩 나타나지만 약을 먹을 정도는 아니라고 한다.

이 모 씨(여 55세, 신장 155cm, 체중 54kg)도 쇼그렌 증후군 진단을 받은 지 3년 만에 류머티즘 관절염이 발생했다. 근육이 늘 굳어있고 안구건조와 구강건조, 질건조가 너무 심해 일상생활이 어려웠다.

손발이 냉하고 뻣뻣하며 저린 증상도 심해 날씨가 흐린 날은 목욕탕에서 오랜 시간을 보내야 했다. 가장 큰 고통은 질건조증이 너무 심해 자신을 지극정성으로 보살펴주는 남편과 잠자리를 할 수 없는 것이라고 했다.

영양 치료를 시작한 지 3개월 만에 손발이 따뜻해지면서 입안이 헐고 혓바닥이 갈라지는 증세가 많이 나아졌으며, 6개월 후에는 발병 후 처음으로 면역 수치가 올라 남편에게 미안한 마음을 조금 덜었다고 한다.

스테로이드제와 면역억제제를 끊은 지 5개월 뒤에 검사를 받아보니 백혈구 수치가 2,800에서 3,800(정상 4,000 이상)으로 높아졌다며 밝은 목소리로 전화를 했다.

관절통과 근육통 그리고 입안이 허는 증상은 가끔 나타나지만 약을 쓸 정도는 아니라고 한다.

자신이 앓고 있는 병의 심각성을 충분히 이해하고 있는 이 씨는 증상이 이 정도만 유지돼도 더 바랄 것이 없다고 했다.

김 모 씨(여 57세, 신장 155cm, 체중 49kg)는 18년 전에 쇼그렌 증후군 진단을 받았다. 목 디스크와 허리 디스크를 오래 앓았고, 안구건조증과 비문증, 치아우식증이 있었으며 여기에 불면증과 우울증까지 겹쳐 있었다. 수족냉증과 다리에 쥐 내림 증상이 잦았고 외음부 가려움증이 심해 장기간 약물치료를 받았지만, 수족냉증이 더 심해져 체중이 10kg이나 빠져 거의 1년을 집 안에서만 지냈다고 한다.

우여곡절 끝에 약을 끊고 다른 온갖 방법을 다 동원해보았지만, 차도가 없었다. 그래도 생식을 하고 나서는 체중이 6kg 정도 늘었다고 한다.

약을 끊은 지 오래되어 영양 치료를 시행하면 효과가 빨리 나타날 것으로 예상했으나 약을 오래 사용해서 그런지 시간이 생각보다 오래 걸렸다.

목 디스크와 허리 디스크 그리고 안구건조증은 많이 개선되었고 구강건조증과 치아우식증도 많이 회복됐다.

치아우식증이란 구강 내 미생물이 치아 표면을 둘러싸고 있는 치태에 달라붙어 음식물 찌꺼기에 있는 당분을 먹고 산을 배설하는데, 이 산이 치아를 녹이는 질환을 말한다.

그러나 외음부 가려움증과 비문증은 6개월이 지났음에도 전혀 개선되지 않았다. 마침 제품 구입을 위해 사무실을 방문한 김 씨와 평소 생활습관에 대해 상담을 나누었다.

비문증은 치료 시기를 놓쳐 왼쪽 눈은 거의 실명 상태였으나 레이저 치료와 수술을 받은 이후로 더 이상 진행은 되지 않는 것 같다고 했다. 문제는 외음부 가려움증인데, 가려움증이 너무 심해 뜬눈으로 밤을 새우는 날이 많다고 했다. 그리고 평소 운동을 전혀 하지 않는다고 했다. 내가 쓴 책을 읽고 식생활을 개선하려고 노력은 하고 있지만, 아직도 기름에 튀긴 음식을 가끔 먹고 있고 돼지고기와 고등어를 일주일에 2번 정도 먹는다고 했다. 자신뿐 아니라 남편과 아이들까지도 기름에 튀긴 음식과 고등어와 돼지고기에 입맛이 길들여져 끊을 수가 없다는 것이다.

돼지고기는 오리고기로 바꾸고, 고등어는 대구나 명태 등 흰살생선이나 비늘이 선명한 생선으로 바꾸고, 기름에 튀긴 음식이나 인스턴트식품은 금하라고 조언했다.

그리고 운동은 몸이 따뜻해지고 땀이 약간 비칠 정도로 하루 40분씩 일주일에 최소 5일은 걷기 운동을 할 것을 당부했다.

2개월 후 작은 변화가 생겼다는 소식을 들었다. 눈이 조금 선명해지고 맑아졌으며 외음부 가려움증은 여전하지만 잠을 못 잘 정도는 아니라고 했다.

05

베체트병이 영양 치료로 개선된 체험 사례

베체트병이란 병명을 처음 듣는 사람이 의외로 많다. 베체트병은 구강궤양, 생식기궤양, 눈의 염증 및 피부 병변이 주증상으로 나타나는 자가면역질환의 일종이다.

증상은 주로 구강 점막, 성기 점막, 눈 각막에 염증과 궤양이 생기지만, 전신성 혈관염이기 때문에 혈관이 흐르는 곳이라면 신체 어디에든 징후가 나타날 수 있다.

심한 경우에는 관절, 심장혈관, 위장, 신경계 등에도 나타나고 모든 연령에서 발병되지만, 주로 20대, 30대에 잘 걸리며 루푸스, 류머티즘 관절염과 달리 여자와 남자 환자의 비율이 거의 차이가 없다고 한다.

베체트병은 일상생활이 불가능할 정도의 장애는 초래하지 않지만, 눈에 포도막염이 발생한 환자 중에서 약 20%는 시력을 잃게 되는 것으로 알려져 있다.

포도막염에 의한 합병증으로는 녹내장, 백내장, 만성 황반부 부종, 망막박리, 홍채유박 등이 있다.

베체트병의 국소요법에는 스테로이드 크림이나 낮은 농도의 스테로이드 약물을, 전신요법에는 스테로이드를 비롯하여 백혈구 기능을 억제하는 콜히친을, 대장궤양과 관절염에는 설파살라진을 사용한다. 콜히친을 사용해도 구강궤양과 생식기궤양이 잘 듣지 않으면 답손, 면역억제제를 사용한다.

남 모 씨(남 58세, 신장 165cm, 체중 58kg)는 베체트병 진단을 받은 지 18년이 되었고 증상은 주로 구강과 성기점막에 나타난다고 했다.

설사를 하루에 3~4번씩 볼 정도로 장이 예민했으며, 추위를 많이 타게 되면서 손과 발끝의 감각이 많이 무뎌졌다고 한다.

그동안 증상이 나타날 때마다 스테로이드제로 조절해 왔으나 저체온증이 발생한 이후로는 웬만큼 심하지 않으면 약을 먹지 않고 견뎌냈다고 한다.

영양 치료를 시행한 지 2개월 만에 소화가 잘되면서 설사가 개선되었고 횟수도 거의 하루에 한 번, 아주 가끔은 두 번씩 본다고 한다.

4개월이 지나면서 구강과 성기 부분에 나타나던 증상은 거의 소실되었고, 몸이 따뜻해지면서 손과 발끝의 감각도 많이 좋아졌으나 관절이 아픈 것은 6개월이 지나도 별 차도가 없다며 상담을 원했다.

베체트병은 증상이 반복적으로 나타나는 질환인데 현재 증상이 다시 나타나지 않는 것만 해도 경과가 아주 좋은 편이며, 관절에 발병한 것은 한 단계 더 진행된 것이어서 시간이 좀 더 필요하다는 설명을 덧붙였다.

성 모 씨(남 52세, 신장 170cm, 체중 63kg)는 2002년도에 입안과 성기 부위가 자주 헐고 다리에 염증이 생겨 치료를 받아도 낫지 않아 정밀검사를 받은 결과 베체트병 진단을 받고 그동안 줄곧 면역억제제를 사용해왔다고 한다.

영양 치료를 시작할 당시 성 씨는 다리에 쥐 내림 증상이 거의 매일 나타났으며 본래 추위를 많이 타고 손발이 차가웠는데, 날씨가 조금만 추워도 뼛속까지 시리고 아플 정도로 냉증이 심했다.

빵과 국수, 라면, 자장면 등 밀가루 음식을 좋아했던 성 씨는 영양 치료를 시작하면서 잡곡밥에 신선한 채소를 중심으로 오리고기와 생선을 섭취했다. 경과가 아주 좋아 6개월 동안은 증상이 나타나도 가볍게 지나갔는데, 대장내시경 검사를 한번 받고 나서는 거의 한 달 동안 고생을 했다고 한다.

3년 전 추석 명절에도 가족들과 다툼이 있은 후 근 한 달을 고생했는데, 내시경 검사를 받은 후에도 꼭 그때와 같이 고생을 했다고 한다.

윤 모 씨(남 64세, 신장 168cm, 체중 69kg)는 베체트병 진단을 받은 지 25년 되었으며 치료를 받던 중에 고혈압과 당뇨가 발생했다고 한다. 역류성 식도염과 위염이 겹쳐 복용하는 약의 가지 수가 많아 고민에 빠져 있을 때 내가 쓴 책을 읽게 되었고 곧바로 영양 치료를 시작했다.

윤 씨가 가장 고통스러워하는 증상은 입안이 패이고 혓바닥이 갈라지는 것이었다.

영양 치료를 시행한 지 4개월이 지나자 포도막염과 성기 부위, 항문 주위가 허는 증상은 많이 호전되었으나 입안과 혓바닥에 나타나는 효과는 미미했다.

입안에 생기는 증상은 6개월이 지나도 큰 변화가 없다는 윤 씨와 한 시간가량 상담을 했는데, 이야기를 들어보니 입에서 항문까지 어디 하나 성한 곳이 없었다.

역류성 식도염과 위염이 만성화된 상태지만, 젊었을 때부터 속 쓰림 증상이 잦아 내시경 검사를 자주 받았는데 검사를 받을 때마다 위염이 심하다는 진단을 받았었고 위와 장에서 늘 용종이 발견되었다고 한다.

상담 중에 내가 놀랐던 것은 베체트병으로 약물치료를 받는 중에 고혈압과 당뇨병이 발병했지만 그럼에도 불구하고 거의 매일 술을 마셨다는 것이다. 안주에 대한 이야기를 들으니 이해가 되었다.

안주는 양곱창과 참치 뱃살, 생선회, 오리고기 등이 고정 메뉴였다. 술을 먹어서는 안 된다는 것은 잘 알지만, 습관을 이겨내지 못했다고 한다. 그나마 당뇨 관리를 위해 매일 한 시간씩 운동해 왔고, 안주가 좋아서 술로 인한 부작용을 줄일 수 있었지만, 이제는 어떤 일이 생길지 모르는 상황이므로 술을 끊을 것을 당부했다.

점막을 손상시키는 음식의 종류도 많지만, 담배와 술 그리고 아스피린과 항생제, 비스테로이드성 소염제, 스테로이드제 등의 약제가 점막에 미치는 영향은 치명적이다.

약을 장복한 베체트병 환자들의 경우 소화기관, 혈관, 림프관의 손상 상태는 심각한 수준에 있다. 매일 많은 양의 약을 복용하고 동시에 하루도 거르지 않고 술을 마시면서 지금까지 견뎌냈다는 것은 기적과 같은 일이다.

그 많은 양의 약과 술을 먹고도 어떻게 그렇게 오랜 세월을 버틸 수 있었는지 그 이유를 알아보자.

양곱창이란 소의 작은 창자 중에서 깃머리 부분을 일컫는 것으로, 소의 4개 위 중에 첫 번째 위를 '양'이라 하고 곱창은 기름을 뜻하는 '곱'과 창자를 뜻하는 '창'의 합성어다.

소의 첫 번째 위인 양은 본초강목과 동의보감에도 그 효능에 대해 기록되어 있다. 양은 고단백 저지방 보양식으로 비장과 위를 튼튼하게 하며 오장을 보호하는 효능이 있고, 작은창자인 곱창은 고단백 저콜레스테롤 식품으로 알코올 분해 작용이 뛰어나고 소화 촉진과 위벽 보호에 효과가 있다.

참치 뱃살에는 순환기계통의 성인병 예방에 도움을 주는 고도불포화지방산인 EPA와 DHA가 다량 함유되어 있는데, 주목할 점은 지방이 산화되는 것과 과산화지질이 생성되는 것을 방지해주는 셀레늄이 함유되어 있다는 것이다. 또한, 윤 씨는 회를 즐겨 먹었는데 횟감으로 사용되는 생선은 과식만 하지 않으면 참치 못지않은 효과를 얻을 수 있다.

고등어나 꽁치, 정어리, 전갱이와 같은 생선을 회로 즐기는 사람들도 있긴 하지만 횟감은 아니다. 생선은 그 이름 자체가 선도 높은 고기란 뜻이다. 기름기 적은 담백한 생선이 주로 횟감에 사용되는 이유가 바로 그것이다. 고등어나 꽁치, 정어리, 전갱이 등에 들어있는 오메가3 고도 불포화지방산 DHA, EPA는 산화(酸化)가 잘 되는 지방산이다.

등푸른생선의 경우 신선한 생선을 먹었다 하더라도 이러한 성분은 체내에 들어가 과산화지질로 변화되기가 쉽다. 과산화지질이란 단백질과 결합하여 리포푸스친이라는 물질로 변하는데 이 물질은 노화물질로 노인 반점의 성분이며, 독성이 매우 강하다.

오리고기는 육류 중 유일한 알칼리성식품이다. 그리고 불포화지방산의 함량이 높기 때문에 오리고기를 한 번에 많이 먹지 않고 조금씩 자주 먹는다면 체내의 지방 과다 축적에 의해 유발되는 성인병에 걸릴 염려가 없다. 불포화지방산은 신체의 성장과 건강 그리고 생리적 과정의 정상 기능을 유지하기 위해 꼭 필요한 성분이다.

이 필수지방산은 모든 세포막의 구성성분이면서 평활근의 수축, 혈압의 저하, 신진대사 조절 등 우리 몸에서 호르몬과 비슷한 작용을 하는 프로스타글라딘을 형성하는 중요한 역할을 담당하고 있다.

이 모 양(여 12세, 신장 152cm, 체중 39kg)은 베체트병 진단을 받은 지 3년 되었고 음부궤양과 구내염이 심했지만, 병원 약을 쓰지 않고 민간요법으로 관리해 왔다고 한다.

영양 치료를 시작한 지 불과 두 달 만에 몸이 따뜻해지면서 구내염 증상이 호전되었고 체력이 좋아졌으며 전과 달리 아침에 깨우면 짜증을 내지 않고 금방 잘 일어난다며 놀라워했다.

4개월 동안은 가끔 증상이 나타났지만 2~3일 지나면 가라앉을 정도로 경미했으나 5개월이 지날 무렵 갑자기 증상이 심해졌다고 한다.

초등학생이라고 해서 스트레스가 없지는 않겠지만, 먼저 밖에서 어떤 음식을 먹었는지 알아보라고 했다. 예상대로 친구 생일에 초대받아 피자와 케이크 그리고 비스킷 등의 과자를 먹었는데, 집에서는 못 먹게 하는 것이어서 그날은 배가 부르도록 먹은 것이 문제가 되었던 것이다.

다행히 따로 먹는 약은 쓰지 않고 그동안 사용해왔던 약초를 달인 물을 환부에 자주 뿌려주었는데 일주일이 지나자 증상이 가라앉았다. 다시는 바깥에서 아무 음식이나 먹지 않겠다는 다짐을 받았다고 한다.

06

건선(乾癬)이 영양 치료로 개선된 체험 사례

　피부에 나타나는 건선은 표면상으로는 피부병같이 보이지만 자가면역질환으로 분류된다.

　정상인의 피부세포는 소멸하고 새로운 세포로 교체되기까지는 보통 26~41일 정도 걸리지만, 건선 환자들은 정상인보다 3~4일 빠르고 표피 면적당 증식하는 세포의 수도 정상보다 2배나 높다.

　그로 인해 표피세포가 제대로 성숙하지 못하고 각질화가 제대로 이루어지지 않아 여러 가지 이상을 일으킨다.

　먼저 건선의 종류와 증상을 알아보자. 건선은 대개 팔꿈치, 무릎, 사지의 바깥 부분, 둔부, 두피 등 외부의 자극을 받기 쉬운 부위에서 관찰되고 대칭적으로 나타나는 경향이 있지만, 손톱, 발톱, 구강, 음부, 복부, 겨드랑이, 관절 등 우리 몸 어느 부위에서든 발생하는 특징이 있다.

건선은 크기와 모양, 발병 부위 등에 따라 여러 형태로 분류되며 가장 흔한 형태가 '심상선 건선'이다. 이 건선은 어디에든 발생할 수 있으나 대체로 팔꿈치, 무릎, 엉덩이 아랫부분, 팔다리의 바깥 부분, 두피 등에 잘 생긴다. 붉은 반점이나 작은 좁쌀처럼 돋아나는 볼록한 반점은 초기에 나타나는데, 병이 악화되면 이 발진의 범위가 점차 확대되어 몸 전체를 덮어버린다.

평편성 건선은 붉은색을 띠면서 다양한 크기로 피부에 지도를 그리듯 확장해 나가는데, 각질이 넓고 투명하며 손으로 벗겼을 때 출혈이 생기지는 않지만, 피부가 홍조를 띤다.

농포성 건선은 말 그대로 피부 표면에 균이 없는 농포(구름집)가 형성되는 건선으로 손바닥, 발바닥을 제외한 전신으로 퍼지며, 드물지만 손바닥과 발바닥에 증상이 나타나기도 한다.

점상 건선은 물방울 모양의 붉은 반점으로 나타나서 물방울 모양 건선이라고도 하며, 주로 몸통과 팔다리에 발생하고 긁으면 은백색 각질이 떨어진다.

박탈성 건선은 은백색 각질과 붉은 반점이 전신에 나타나는데 이 건선은 심한 형태의 건선으로 치료를 받아도 예후가 좋지 않다고 한다.

건선의 일반적인 치료는 국소도포요법과 전신 치료, 광선 치료 등이 있으며, 국소도포제로는 비타민 D 유도체가 주로 사용되며 스테로이드 도포제도 함께 사용되고 있다.

전신 치료제로는 합성비타민 A의 일종인 레티노이드제나 면역억제제인 사이클로스포린 등이 주로 이용된다.

건선 치료에 있어서 경증일 경우 바르는 약이나 광선치료를 이용하고 있고 이런 치료는 그렇게 심한 부작용은 없지만, 중증 건선이 되면 바르는 약이나 광선치료는 효과가 떨어지거나 없기 때문에 경구 투여 약제를 쓰게 된다.

환부에 바르는 약이나 광선치료에 비해 먹는 약은 사용이 편리하지만 그만큼 부작용이 따른다.

건선에는 합성비타민 A가 좋다. 합성비타민 A가 건선에 효과가 있는 이유는 이 약이 건선에서 나타나는 각질 형성세포의 증식과 분화의 이상을 억제하는 작용이 있기 때문이다.

현재까지 개발된 비타민 A 합성 유도체는 무려 2,100여 종에 달한다. 이 중 건선에 쓸 수 있는 약으로 개발된 것은 세 종류이며 현재는 구조와 기능이 비슷한 여러 가지 물질들을 포함해서 레티노이드retinoid라고 부른다. 비타민이라 부작용이 없을 거라는 생각이 들겠지만, 합성비타민 A의 경우 천연비타민 A와는 전혀 다르다는 것을 알 수 있다.

합성비타민 A는 피부에 각질이 두껍게 형성되는 것을 억제, 제거해주는 효과가 뛰어나지만 오래 사용할 경우 입술이 마르고 갈라지는 것과 피부 건조, 결막염 등 점막이 손상되는 부작용이 나타나는 것을 볼 수 있다.

때로는 입술 양 끝이 찢어지고 갈라지기도 하는데 이러한 부작용은 환자의 90% 이상에서 나타난다고 한다. 이는 영양 치료 효과와는 완전히 상반되는 것이다.

영양 치료의 핵심은 점막을 살리는 것이다. 점막과 혈관 내벽이 회복되지 않으면 건선뿐 아니라 피부에 나타나는 어떤 질환도 근본적으로 치료될 수 없는 것이다.

피부에 형성된 각질을 제거해주는 효과 하나만 따진다면 천연비타민 A가 합성비타민 A보다 효과가 더딘 것은 틀림이 없다.

그러나 피부에 나타나는 증상을 억제하면 살펴본 대로 점막 손상은 더 심해지며 그것은 또 그대로 피부에 나타나게 된다. 재발이 반복되는 이유가 바로 그 때문이다.

영양 치료에 처방되는 비타민 A는 당근 등의 채소나, 산야초, 해초류 등에 들어있는 성분과 동일한 성분이다.

비타민 A가 부족하면 점막이 위축되고 건조해져 점액분비가 줄어들면서 점막이 변성되고 각화角化가 진행되어 눈의 각막, 입, 소화기, 호흡기 등의 점막을 해치게 된다.

건선에 처방되는 사이클로스포린은 신장 이식을 비롯하여 인체 장기를 다른 사람에게 이식하면 면역 반응으로 거부 반응이 일어나는 것을 억제하기 위하여 사용되고 있는 약제이다.

사이클로스포린은 중증 건선 치료에 사용되고 있으나 이 약제는 신장에 부작용을 일으키며 요산 증가, 고혈압 등을 일으키므로 치료 시 혈액 요소질소, 크레아티닌 수치 등 신장 기능 검사를 주기적으로 실시해야 한다.

우리가 잘 아는 스테로이드제는 건선 치료에도 사용되고 있다. 약값이 싸고 건선에 빠른 효과를 나타내지만 오래 사용하면 그 부작용을 감당해내지 못한다.

신 모 씨(남 65세, 신장 172cm, 체중 64kg)는 건선으로 무려 30년 동안 고생했다고 한다.

병원 치료를 받아도 근치가 되지 않는 것은 알고 있지만, 증상을 방치할 수 없어 약을 사용했고, 피부가 얇아지면서 실핏줄이 드러나자 약을 끊을 수 있는 방법을 찾다가 자연식이 최선의 방법이라는 확신이 들었다고 한다.

외식을 거의 하지 않고 잡곡밥에 신선한 채소와 과일 위주로 식단을 바꾸자 몸은 가벼워져 좋은데 체중이 빠지자 추위를 너무 많이 타게 되었다고 한다.

육류를 조금씩 먹자 추위 타는 것이 조금 나아졌는데 소고기는 가끔 먹었고 오리고기와 생선을 조금씩 자주 먹었다고 했다. 입맛을 바꾸기까지 우여곡절이 많았지만 식생활을 개선한 지 6개월이 지나자 약을 사용하지 않고 지낼 정도가 되었다.

철저한 자연식 위주의 식생활로 바꾸기 위해 많은 노력을 기울인 신 씨는 영양 치료를 시작하자마자 놀라운 변화들이 나타나기 시작했다.

불과 40일 만에 처음 스테로이드제를 사용했을 때처럼 피부가 깨끗해졌고 소화력이 좋아지면서 거의 매일 시달려야 했던 관절의 통증이 감소되어 관절을 움직일 때 나타났던 불편한 증상도 없어졌다.

수족냉증은 어릴 때부터 심했으며 관절은 어디 한 곳이 아니고 목, 어깨, 팔꿈치, 등, 허리, 고관절, 무릎 등 모든 관절이 아팠던 신 씨는 건선과 관절염도 많이 호전되었지만, 몸이 따뜻해지면서 몸 전체가 건강해지는 것을 느낀다고 했다.

신 씨는 새벽 발기가 안 된 지가 5년이 넘었는데, 그것도 회복되었다. 새벽에 발기가 잘 된다는 것은 미세한 모세혈관까지 혈액순환이 잘 되고 있다는 것을 보여주는 것이다.

건선은 비정상적인 혈관이 생성되면서 발생하는 질환이다. 비정상적으로 형성된 혈관이나 혈관이 없는 전립선 피막, 관절의 연골 등에 생긴 병증도 모세혈관의 혈액흐름이 원활해져야 근본적인 치유가 되는 것이다.

제 모 씨(여 48세, 신장 165cm, 체중 58kg)는 중학교 2학년 때부터 건선을 앓았던 분이다. 처음에는 바르는 약부터 시작해서 광치료와 먹는 약으로 한 단계씩 높여나가다가 스테로이드제를 사용하게 되었다.

시간이 지나자 건선뿐 아니라 무릎에 관절염이 생겨 따로 치료를 받았지만, 점점 더 악화되는 것을 보고 약을 끊기로 결심했다고 한다.

각고의 노력을 기울였지만 마흔 살이 되어서야 스테로이드제를 완전히 끊을 수 있었다. 영양 치료를 시행한 지 2개월이 채 안 되어 안색이 매끈하게 맑아지고 환해졌다면서 좋아했다.

4개월이 지났을 무렵에는 무릎 관절염도 많이 호전되어 하루 30분 정도는 걸을 수 있게 되었고 건선은 흔적이 남아있으며 가끔씩 가려움증이 있다고 했다.

제 씨는 자영업을 하시는 분으로 야간에 일하는 시간이 많다 보니 스트레스를 많이 받는 편이었고 수면 시간도 부족한 데다 음식 관리가 어렵다고 했다. 그런 환경임에도 8개월이 지날 무렵에는 흔적이 보이긴 했지만 눈에 띌 정도는 아니었다.

Nutrient
Therapy

07

크론병이 영양 치료로 개선된 체험 사례

크론병은 궤양성 대장염과 흡사한 점이 많지만 궤양성 대장염은 대장
에만 국한하여 염증과 궤양이 생기지만, 크론병은 입에서부터 항문까지
소화관 전체에 걸쳐 발생할 수 있다. 특히 소장의 마지막 부분인 회장의
말단 부위에 잘 생기며, 그다음으로는 소장의 공장과 십이지장, 위, 식
도, 입, 구강 등의 순으로 발병 빈도가 높다.

그리고 궤양성 대장염은 보통 점막에만 증세가 나타나는 반면, 크론
병은 점막층, 점막하층, 근육층 및 장막층 등 장벽의 전층에 걸쳐 염증
과 궤양이 발생하는 차이점이 있다.

크론병은 설사, 복통, 장 출혈과 같은 주증상과 식욕감퇴, 빈혈, 체
중감소, 저단백혈증, 흡수장애, 발열 등 영양장애 증상을 초래하며 농이

나 점액 섞인 혈변 증세를 보이기도 한다.

장협착과 폐쇄, 농양 등의 증상과 장간막 사이 혹은 방광, 질 등에 대롱 모양의 구멍이 생기기도 한다.

크론병은 모든 연령에서 관찰되지만 최근 몇 년 새 20~30대 젊은 층에서 크게 늘어나고 있으며 남성이 여성보다 2배 정도 발병률이 높다.

일반적으로 증상이 반복적으로 재발하면서 느리게 진행되고 초기에는 일상생활에 큰 지장을 주지 않기 때문에 병이 악화된 후에 진단되는 경우가 많다고 한다.

크론병의 일반적인 치료는 염증을 억제하고 제거하기 위해 주로 설파살라진, 항생제, 스테로이드제, 면역억제제 등을 사용한다.

이 약제들은 증상을 빠르게 개선하는 효능이 있으나 대개 장기간의 치료를 필요로 하기 때문에 백혈구 감소 등의 부작용을 안고 살아 가야 한다.

약물로 치료 효과가 나타나지 않으면 염증이 생긴 부위를 잘라 내는 수술요법이 동원되지만, 염증이 생긴 장을 절개하면 장의 통로가 좁아지게 되고 이에 따라 음식물 덩어리로 막힐 수 있기 때문에 반복적인 수술이 시행되는 경우가 많다.

수술이 반복되면 소장의 길이가 짧아지게 되는데 짧아진 만큼 영양장애가 생기고 면역력이 저하되게 된다. 이 병은 가능한 한 수술을 받지 않도록 사전에 철저한 방비가 있어야 한다.

크론병 진단을 받지 않았어도 입안이나 항문에 염증이 자주 나타난다면 점막의 상태는 이미 약해져 있으므로 이때부터 점막 관리를 시작해야 한다.

크론병을 앓고 있는 남 모 씨(남 27세, 신장 173cm, 체중 53kg)는 6년 전에 쓴 『세포를 알면 건강이 보인다』를 읽고 상담을 원했다.

스테로이드제와 면역억제제를 같이 사용하다가 얼마 전부터 면역억제제 한 가지만 복용하고 있었다.

크론병에 대한 상담을 원한 것이 아니고 크론병은 면역억제제를 먹고 있으니 디스크만 낫게 해 달라는 것이었다. 허리 디스크로 양방치료와 한방치료, 카이로프랙틱 등 다양한 치료를 받아왔지만, 전혀 나아지지 않았다고 했다. 남 씨는 그동안 약물치료를 받아오면서 체중이 20kg이나 빠진 상태였다.

남 씨가 약물치료에 의존하지 않고 영양 치료를 시행했다면 허리 디스크가 발생하지 않았을 것이다. 그뿐만 아니라 체중이 20Kg이나 빠질 이유가 없었을 것이다.

소장의 점막층이 손상돼도 면역저하, 과잉 면역반응, 영양장애 등의 증상이 나타나게 되는데, 크론병은 점막하층과 근육층까지 침범하는 질환이다.

내가 만난 크론병 환자들은 대부분 비염, 구내염, 아토피를 오래 앓았던 사람들이다.

비염, 아토피, 크론병 등은 각각 병명만 다를 뿐 이는 다 유해물질과 각종 병원성 미생물에 대한 1차 방어막 역할을 하는 점막이 얇아지거나 위축되면서 시작된 것이다.

안 모 씨(남 26세, 신장 175cm, 체중 65kg)도 5년 전에 크론병 진단을 받았고 당시 체중이 78kg이었다.

그동안 병원 치료를 받아 왔으며 영양 치료를 시작할 당시 몸무게가

13kg이나 빠져 많이 수척해져 있었다.

안 씨는 10년 전부터 구내염이 자주 발생했고 비염과 아토피가 있었으며 양말을 신고 잠을 자야 할 정도로 수족냉증이 심했다고 한다.

증상은 심했지만 면역억제제를 한 가지만 복용해서 그런지 경과가 좋았다. 3개월 후 몸이 따뜻해지면서 하루 3~4번씩 설사나 무른 변을 보던 것이 1~2회로 줄었다.

대변도 좋아졌고 복통도 거의 없어 면역억제제를 빨리 끊을 수 있도록 음식 관리를 철저히 할 것을 당부했다.

그런데 한 달 후 스테로이드를 고용량으로 먹고 있다는 연락을 받았다. 자초지종을 들어보니 친구들과 어울려 러시안산 킹크랩을 먹은 후 복통과 설사, 호흡곤란 증세가 나타나 응급치료를 받았는데, 그 후 증상이 악화되었다고 한다.

건강한 사람들의 눈, 코, 입, 위, 식도, 소장, 대장 등의 점막은 점액질이 꾸준하게 분비되어 항상 촉촉함을 유지하고 있지만, 자가면역질환을 오래 앓은 사람들은 그렇지 못하므로 알레르기를 유발하는 새우나 게 등의 갑각류, 조개류와 고등어 · 정어리 · 꽁치 등 붉은 살 생선은 절대 금해야 한다.

이 모 씨(남 23세, 신장 168cm, 체중 58kg)는 6년 전에 출간한 『세포를 알면 건강이 보인다』에서 소개한 크론병 환자이다.

고등학교 3학년 때 크론병이 발병했으며 영양상태가 좋지 않아 입시 공부가 큰 부담이었지만, 그래도 영양 치료를 시작하고부터는 공부에 전념할 수 있었다.

대학 진학을 했지만 경찰대학이라 안타깝게도 체력이 따라주지 못해 어렵게 입학한 학교를 그만두고 다른 대학을 가기 위해 재수를 하게 되었다.

입시 준비를 시작하자마자 증상이 나타났지만, 영양 치료와 음식 관리를 철저히 시행하여 마침내 자신이 원하는 대학에 진학할 수 있었다.

그 뒤로는 무난하게 잘 지냈었는데 갑자기 증상이 악화되었다는 연락을 받았다. 왜 그런 일이 일어났는지 물어보니 안 씨와 똑같은 이유였다. 입대를 앞둔 친구를 환송하는 회식 자리에서 킹크랩을 먹은 것이 화근이 되어 고용량의 스테로이드제 처방을 받아야 했다. 이 씨는 어릴 때부터 입안에 상처가 잘 생겼고 빨리 낫지 않았다고 한다.

돼지고기와 등푸른생선, 새우, 바닷가재, 게 등의 갑각류와 조개 등은 아토피나 크론병이 없는 사람이 먹어도 식중독에 걸려 고생하는 사람들을 종종 볼 수 있다.

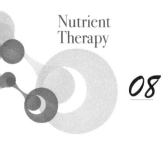

Nutrient
Therapy

08

자가면역성 간염이 영양 치료로
개선된 체험 사례

자가면역성 간염은 백혈구가 자신의 간세포를 공격하여 간염이 생기는 병이다. 지속적인 간세포 파괴와 염증에 의해 간경변 또는 간부전으로 진행될 우려가 높지만 간세포뿐 아니라 다른 세포에 대해서도 면역반응이 일어나기 때문에 관절염, 혈관염 등이 함께 발생하기도 한다.

자가면역성 간염 치료에는 주로 부신피질 호르몬(스테로이드제)과 면역억제제가 사용되고 있다.

이 모 씨(여 54세, 신장 158cm, 체중 43kg)는 자가면역성 간염 진단을 받은 지 6년 된 환자다. 병원 처방에 따라 면역억제제와 스테로이드제로 그동안 치료를 받아왔는데 체중이 8kg이나 빠졌고 한여름에도 양말을 신고 자야 할 정도로 손발이 차가워졌을 때 영양 치료를 시작했다.

예전에도 몸이 냉했지만 치료를 받고 난 이후 추위를 더 많이 타게 되었다고 한다. 입안이 자주 헐었고 소화력이 약한 데다 식사 후 속 쓰림 증상이 심했었는데 영양 치료를 시작한 지 불과 한 달 만에 입안이 허는 것과 속이 쓰리던 증상이 회복되었다.

입맛이 좋아지고 속이 편안해지면서 체중이 조금씩 늘기 시작하여 4개월이 지날 무렵 체중이 3kg 정도 증가했으며, 금으로 씌운 아래 어금니에 계속 나타나던 염증도 완전히 사라졌고, 손발과 아랫배가 따뜻해졌다며 많이 놀라워했다.

이 씨는 좋은 컨디션을 유지하고 있으며 약을 끊지는 못했지만 지금 컨디션 정도만 유지된다면 더 이상 바랄 것이 없다고 했다.

자가면역질환은 당뇨병이나 고혈압처럼 계속 관리가 필요한 질환이다. 자가면역질환은 면역억제제와 스테로이드를 쓰지 않고 관리할 수 있으면 최선의 치료법인 것이다.

자가면역질환의 종류는 이 외에도 경피증, 아프타 구내염, 자가면역성 혈소판 감소증, 다발성 경화증, 재발성 다발연골염, 스틸씨병, 피부근염, 섬유조직염, 길랭·바레 증후군, 후천성 수포성 표피 박리증, 결절성 다발 동맥염, 재생불량성 빈혈 등이 있다.

앞으로 또 어떤 종류의 자가면역질환이 발생할지 모르지만, 이 병은 면역세포가 인체의 어느 부위를 공격하느냐에 따라 병명이 결정되기 때문에 원인은 동일한 것이다.

여기서 우리는 스테로이드(테스토스테론) 부작용을 기억해야 한다. 앞에서 살펴 보았던 케네디 대통령이 사용했던 스테로이드는 부신에서 분비되는 부신피질호르몬과 유사한 화학적 합성물이다.

여기서는 생식선에서 만들어지는 남성호르몬(테스토스테론)과 비슷한 '아나볼릭 스테로이드'를 남용했던 운동선수들의 이야기를 전하겠다.

전 세계 프로레슬링 챔피언이었던 김일 선수는 말년에 암과 근육마비로 고생을 많이 했다고 한다. 축구선수였던 펠레 역시 말년을 어렵게 보내야 했는데 그 이유도 스테로이드 때문인 것으로 알려져 있다.

본래 스테로이드제는 오랫동안 병상에 누워 있는 환자를 위해 개발된 약제이다. 약을 사용하면 단기적으로는 근육량이 늘어날 수는 있으나 오래 사용할 경우 생식선에서 남성호르몬을 만들어내는 능력이 저하되거나 상실되는 부작용을 겪게 된다.

스테로이드제와 도핑테스트에 대한 이야기는 종종 뉴스나 신문기사를 통해 접해본 기억이 있을 것이다. 도핑테스트는 운동선수가 좋은 기록을 낼 목적으로 약물을 사용하는 것을 막기 위한 조치이다.

도핑테스트의 금지약물에는 이뇨제, 진정제, 흥분제, 스테로이드제 등이 있으며 이 중에서 스테로이드제가 가장 흔히 사용되는 약물이다.

스테로이드제를 사용하게 되면 비정상적으로 골격근의 형성이 촉진되면서 경기력이 향상되기 때문에 지금껏 많은 운동선수가 이 약물의 유혹을 이겨내지 못했다.

보통 일반적으로 사용되는 스테로이드제는 부신에서 분비되는 부신피질호르몬과 유사한 화학적 합성물이다.

스테로이드제는 현재 자가면역질환과 에디슨병(부신부전증, 부신피질호르몬 기능장애), 신경통과 모든 관절염, 16종의 눈병, 진균성을 제외한 피부병, 신장병 등 90여 종이나 되는 질환에 처방되고 있다.

스테로이드제는 아주 강력한 면역억제 기능과 진통 작용, 항염증 작용, 동화 작용을 갖고 있으며 치료 기간이 짧다면 이보다 더 좋은 약은 없다. 그러나 장기적으로 사용할 경우 이보다 더 무서운 약이 없다.

스테로이드의 강력한 소염작용은 혈액의 흐름을 멈춘 상태에서 약효를 발휘하기 때문에 면역력을 떨어뜨리고 저체온증을 유발한다.

몸이 냉해지면 혈액순환장애, 말초신경순환장애, 면역력 저하 등의 심한 부작용이 나타나지만 그럼에도 불구하고 약을 끊지 못하는 사람들이 많다. 약을 끊으면 증상이 이전보다 더 심하게 나타나기 때문인데, 이런 현상을 일반적으로 리바운드 현상이라고 한다

『의사용 약품 편람』은 미국에서 인가된 약을 일괄하여 정리한 책이며 스테로이드의 부작용에 관해 자세히 기록되어 있다. 리스트에 있는 대표적인 것만 정리해도 고혈압, 근력 저하, 천공(穿孔)과 출혈을 동반할 우려가 있는 소화성 궤양(위나 십이지장 벽에 구멍이 뚫려 출혈하기도 하는 궤양), 외상의 치유 능력 저하, 발한, 어지럼증, 경련, 생리 불순, 어린이 발육장애, 정신장애, 녹내장, 당뇨병 등이 있다.

일반적으로 사용되고 있는 스테로이드는 운동선수들이 도핑을 위해 쓰는 스테로이드와는 다르다. 그래도 얼마 동안은 평소보다 더 많은 시간 일을 해도 피로를 느끼지 않을 정도의 체력과 근력이 생기고 성욕이 강해지는 것을 느낄 수 있다.

또 하나의 문제점은 스테로이드를 복용할 경우 평소에 섭취하면 속이 불편하거나 알레르기 증상이 나타나던 음식을 먹어도 아무런 반응이 없다는 것이다.

환자들은 이 문제에 대해 깊이 생각해 볼 필요가 있다.

어떤 종류의 질병을 가진 환자라도 식이요법을 잘 지켜야 하지만, 특히 자가면역질환을 앓고 있는 환자들은 철저히 지켜야 한다.

자가면역질환을 앓고 있는 환자들은 돼지고기와 등푸른생선(고등어, 꽁치, 삼치 등)은 증상에 따라 섭취량을 제한하거나 금해야 한다. 등푸른생선에 함유된 히스타민 성분은 가열해도 없어지지 않기 때문이다.

2012년 식품의약품안전처에서는 등푸른생선에 대한 안전관리를 강화하기 위해 히스타민 기준을 신설한 바 있다.

등푸른생선을 어육 살이나 필렛 등과 같이 단순 처리(냉동, 염장, 통조림, 건조, 절단)할 경우 히스타민 기준은 200mg/kg 이하로 설정한다는 것이다. 피자나 기름에 튀긴 음식, 라면 등 인스턴트식품도 피해야 한다. 이런 음식들은 이미 자기 자신의 세포와 세균을 구별하지 못하고 있는 면역세포를 더욱 혼란스럽게 만들어버리기 때문이다.

현재 면역억제제로는 사이클로스포린Cyclosporine이 가장 많이 사용되고 있다. 사이클로스포린 투여로 흔히 생길 수 있는 부작용은 신기능 저하, 신경계 장애, 잇몸비후, 다모증, 요로 감염, 호흡기 감염, 기타 감염에 대한 위험 증가, 고혈압, 당뇨, 오심, 구토, 설사, 경련, 두통, 백혈구 감소 등이 있다.

1983년 일본에서 개발된 타크로리무스Tacrolimus는 사이클로스포린과 유사한 기능을 가지고 있으며, 부작용은 사이클로스포린과 비슷하고 다른 부작용은 신경독성과 탈모증이 있다. 마이코페놀산Mycophenolatic acid은 사이클로스포린 또는 타크로리무스와 함께 사용하거나 스테로이드를 추가하여 사용하고 있다.

부작용은 설사, 구토, 식욕저하가 동반될 수 있으며 바이러스에 대한 감염을 증가시켜 백혈구감소, 빈혈, 혈소판 저하 등을 일으킨다.

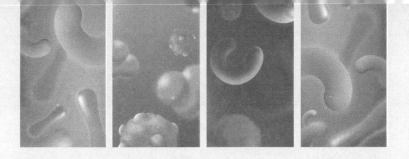

Nutrient
Therapy Part 5_

대사증후군·부정맥·
당뇨 합병증 영양 치료

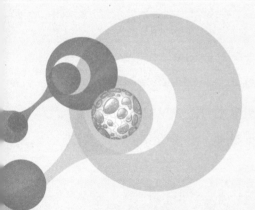

당뇨병이 발생하면 급속히 혹은 몇 년 안에 합병증이 생기게 되는데 그중에서도 가장 치명적인 것은 심근경색, 뇌출혈, 뇌경색 등이다. 말초신경장애와 망막증, 당뇨병성 신부전증 등 모세혈관들이 막히면서 나타나는 질환은 시력을 잃거나 다리를 절단하거나 투석을 받는 상황에 이르기는 하지만 갑자기 사망하는 경우는 없다.

01

대사증후군의 영양 치료

현대의학은 겉으로 드러나는 증상과 검사를 기준으로 병을 진단하게 되는데 진단이 되는 병을 이병(已病)이라 하고, 병은 분명 진행이 되고 있지만 진단되지 않는 병을 미병(未病)이라고 한다.

대사증후군은 바로 병이 되기 전인 상태, 즉 병은 아니지만 건강도 아닌 상태를 가리킨다.

하지만 대사증후군은 조기진단이 가능해서 얼마나 다행인지 모른다. 초기에는 아무런 증상이 없지만 고혈당, 고혈압, 고지혈증, 비만 등이 동시다발적으로 나타날 수 있는 위험한 질환이기 때문이다.

대사증후군의 판정은 WHO(세계보건기구)와 NCEP ATPⅢ(국가 콜레스테롤 교육프로그램) 그리고 IDF(국제당뇨재단)에서 정한 기준을 따르고 있다. 다음 5가지 항목 중 3가지 이상에 해당하는 경우는 대사증후군으로 진단할 수 있다.

1. 복부비만: 허리둘레 남성 90cm(35인치) 이상, 여성 85cm(33인치) 이상.
2. 혈압: 수축기 혈압 130mmHg 이상 또는 이완기 혈압 85mmHg 이상.
3. 혈당: 공복혈당 100mg/dL 이상.
4. 중성지방혈증: 중성지방 150mg/dL 이상.
5. HDL 콜레스테롤혈증: HDL 콜레스테롤 남성 40mg/dL 미만, 여성 50mL/dL 미만.

대사증후군은 혈관병이라고 말할 수 있다. 모든 병은 혈관에서 시작되지만 대사증후군은 혈관 속 시한폭탄이라고 불릴 만큼 혈관에 치명적인 영향을 미친다.

대사증후군은 대사적 요인과 신체적 조건으로 인해 제2형 당뇨병, 동맥경화증, 심혈관계 질환을 증가시키는 위험인자들이 모여있는 상태라고 정의할 수 있다.

비만증, 혈압상승, 고혈당, 고지혈증, 통풍, 미세단백뇨 등과 같은 이상들이 한 사람에게서 단독으로 발생하는 경우도 있지만 이 증상들이 모여서 이상소견들이 같이 발생하거나 시간을 두고 나중에라도 같이 발생하는 경우가 많다.

대사증후군이 혈관 속 시한폭탄이라고 불리는 이유는 혈관은 70%가 막혀도 자각증상이 없기 때문이다. 그리고 증상이 나타날 즈음이면 내당능 장애(당뇨병 전 단계), 고혈압, 고지혈증, 비만, 심혈관계 죽상동맥 경화증 등의 증상이 한꺼번에 나타나기 때문이다.

최근 보건복지부 조사에 따르면 우리나라 30세 이상 성인 3명 중 1명이 '혈관 속 시한폭탄'인 대사증후군인 것으로 나타났다. 그 이유는 고칼로리의 동물성 지방을 많이 섭취하는 서구식 식단 변화와 활동량 부족이 가장 큰 것으로 꼽히고 있다.

동양인과 서양인을 놓고 봤을 때 대사증후군에 걸릴 확률은 동양인이 월등히 높은 것으로 밝혀졌다.

대사증후군 진단 5가지 항목 중에 특히 복부비만이 가장 위험하다는 연구 결과가 나왔다.

대사증후군 진단을 받으면 식욕억제제나 지방흡수를 억제하는 약물 및 인슐린 저항성을 개선하는 약물로 치료를 받을 수 있지만 약을 쓰기 전에 근본적인 치유가 될 수 있는 방법이 무엇일까를 한번 깊이 고민해 보아야 할 것이다.

대사증후군은 한마디로 음식을 섭취하면 그것을 에너지로 바꿔주고 남은 노폐물은 체외로 배출해주어야 하는데 그것이 잘 안 되는 상태에 있는 것이다.

우리가 매일 먹는 음식은 체내에서 대사를 거쳐 에너지로 변하는데, 그 에너지의 재료가 되는 물질이 탄수화물·지방·단백질이며 이 3가지 영양소는 신체 구성 성분이면서 체내에서 분해되어 에너지로 사용되는 물질이다.

문제는 이 중요한 3대 영양소를 에너지로 바꾸는 작용을 돕는 비타민과 미네랄은 이제 많은 양의 음식을 먹어도 필요량을 채워줄 수가 없게 되었다는 것이다.

50년 전 시금치 한 접시에 들어있는 영양소와 동일한 영양소를 얻기 위해서는 지금은 10접시를, 사과 하나에 들어있는 영양소와 동일한 영양소를 얻으려면 30개를 먹어야 할 정도로 그 양이 감소되었다.

많은 양의 야채와 과일을 섭취해도 미량영양소 필요량을 채워줄 수 없는 상황인데 여기에 육류와 흰쌀밥, 흰 밀가루 위주의 식생활을 계속하면 혈관은 그리 오래 버텨내지 못한다.

그중에서도 특히 비타민 B군이 부족하면 포도당 대사가 일어나지 않는다. 비타민 B군이 부족하면 혈액 속의 포도당을 세포 안으로 들여보낼 수 없고, 설령 들여보내더라도 에너지로 바뀌지 않기 때문이다.

혈압과 혈당이 상승하는 것이나 혈관에 지방과 콜레스테롤이 쌓여 좁아지고 막히는 것도 같은 원인에서 비롯된 것이다.

탄수화물은 인체의 가장 기본적인 에너지원의 역할을 하는데, 그 역할을 대신 해줄 수 있는 다른 영양소는 없다. 탄수화물 대신 단백질, 즉 밥 대신 고기를 섭취해도 인체는 그것을 에너지로 만들어낼 수 있다. 그리고 체중조절에도 상당한 효과를 얻을 수 있다.

하지만 주목해야 할 사실은 단백질이 분해되는 과정에서 발생하는 노폐물이 혈관에 차곡차곡 쌓이게 된다는 것이다. 혈관의 직경이 2분의 1로 줄어들면 그 속을 지나가는 혈액의 양은 16분의 1로 줄어들게 된다.

그뿐만 아니라 동물성 단백질이 분해될 때 생기는 질소화합물(요산, 요소, 암모니아)은 간과 신장에 많은 부담을 주는데, 특히 신장의 사구체가 많이 손상된다. 요산, 요소, 암모니아 등의 질소를 함유한 노폐물의 80~90%는 신장에서 처리되기 때문이다.

그러므로 밥은 반드시 현미와 몇 가지 잡곡을 섞어서 섭취해야 한다.

그리고 육류, 생선, 달걀, 두부 등의 단백질은 채소를 곁들여 최대한 영양균형을 맞춰주어야 한다. 식이요법의 성공 여부는 잡곡밥과 야채, 해초류 그리고 동물성 단백질 섭취량에 달려있다. 동물성 단백질은 체중 1kg당 1g(운동을 많이 하거나 육체노동을 하는 경우 2g) 정도로 제한해야 한다.

대사증후군이 있는 사람들은 복부 비만, 높은 혈압, 높은 혈당, 높은 중성지방, 낮은 HDL콜레스테롤 혈증 중 3가지 이상을 가지고 있는 상태다. 따라서 흰쌀밥과 고기의 유혹을 이겨내지 못하면 혈관 속 시한폭탄이 언제 터질지 모른다.

대사증후군을 영양 치료로 적용해 보겠다. 대사증후군에는 '징코후'와 '채움레시틴', '장박사' 3가지 제품이 필요하다. '징코후'는 혈관을 넓혀 혈액이 잘 통하도록 해주고 '채움레시틴'은 신경을 싸고 있는 수초를 회복시켜 신경전달이 잘 되도록 해주는 제품이다.

'장박사'는 특히 당뇨, 고혈압 전 단계 관리에 아주 적절한 제품이다. 콜레스테롤을 낮춰주고 배변 활동도 원활하게 해 준다. 다이어트를 목적으로 한다면 '장박사'를 1회 10g씩 하루 3회 식전에 섭취한다.

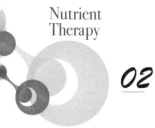

Nutrient
Therapy

02

부정맥을 영양 치료로 개선하는 방법은?

부정맥이란 심장이 불규칙하게 뛰는 것을 말하며 정상보다 빠르거나 늦거나 고르지 않은 것을 다 포함한다. 돌연사의 약 70-80%는 관상동맥질환 및 이와 관련된 부정맥 등에 의해 발생하게 되는데 보통 45~75세 사이의 남성에게서 많이 나타나며 증상이 나타난 후 1시간 내 사망하는 경우가 많은 것으로 밝혀졌다.

심장이 아주 천천히 뛰면 신체 각 부위에서 필요한 혈액을 충분히 보낼 수 없게 된다. 그러면 어지럽거나, 힘이 없거나, 정신을 잃을 수도 있다. 지나치게 빨리 뛰어도 심장이 충분히 수축할 수 없으므로 역시 같은 증상이 생길 수 있으며 가슴이 두근거리는 것을 느낄 수 있다.

현대의학에서 부정맥은 리도카인, 아미오다론, 필시카이니드 등의 항부정맥제를 통해 치료하는데 이러한 약물은 부정맥의 빈도는 줄일 수 있어도 근본적인 원인을 개선하는 것이 아니며 경련, 발작, 혈압저하, 쇼크, 심정지 같은 부작용을 유발할 수 있다.

체성신경(중추와 골격근을 연결하는 신경)은 대뇌의 지배를 받아 의식이 개입하기 때문에 우리 의지대로 조절할 수 있다. 예를 든다면 물을 마시고 싶은 생각이 들 때 물을 컵에 따라서 마실 수 있고 팔을 올리고 싶다는 생각이 들면 팔을 올릴 수 있는 것은 체성신경이 우리 의지대로 조절이 가능한 신경이기 때문이다.

하지만 심장은 우리의 의지와 상관없이 자율적으로 조절되는 자율신경계의 지배를 받는다. 따라서 자율신경이 그 능력을 상실한 상태에서 나타나는 증상을 인위적으로 조작하면 증상은 호전될 수 있지만 많은 대가를 치러야 한다. 자율신경계는 심혈관, 호흡기계, 소화기계, 비뇨생식기계, 내분비계, 감각 기관 등 전신적으로 다 관여하기 때문이다.

따라서 자율신경의 조절기능이 저하되면 원인불명의 위장장애를 비롯하여 주기적 또는 지속적으로 안면홍조, 이명, 다한증, 두통, 현기증, 실신, 온도와 감각의 이상, 불면증, 기면증, 우울증, 타액·위액·눈물의 분비 이상, 두드러기, 심장부의 압박감, 맥박, 혈압의 이상, 손발떨림 등의 다양한 증상이 나타나게 된다.

현대 의학의 부정맥 치료 방법에는 항부정맥제, 인공심박조율기, 전기적 심율동전환, 도자절제술 그리고 외과적 수술요법의 다섯 가지가 있고 그동안 많은 발전이 있었다.

그러나 그 어느 것도 부정맥의 근본적인 원인을 고치는 치료가 아니다. 세포를 구성하고 있는 영양소와 세포 내의 영양대사에 대해 모르면 근본적인 치유는 불가능한 것이다.

부정맥의 영양 치료 처방은 자율신경이 정상적인 활동을 할 수 있는 환경을 만들어주는 것에 중점을 둔다. 영양 치료를 시행하게 되면 정상적인 심장박동 소리를 듣게 되는데 처방은 다음과 같다.

부정맥의 경우 혈관을 열어주는 '징코후'와 신경 보호막인 수초를 회복시켜 신경전달이 잘 되도록 해주는 '채움레시틴' 그리고 '녹천파워맥스' 3가지 제품이 필요하다.

'녹천파워맥스'에는 마그네슘, 칼슘, 칼륨 등의 영양소가 균형 있게 함유돼 있으며 뇌 질환 계통의 질병에 최고의 신약으로 알려져 있는 천마와 녹각, 상어 연골, 콜라겐 등이 배합돼 있다. 골반과 등뼈가 틀어져 있지 않다면 '녹천파워맥스'의 경우 하루 섭취량의 절반만 섭취해도 충분하다.

부정맥은 필자가 20대부터 가지고 있었던 터라 설명을 길게 하고 싶지 않았는데 때마침 구 모 씨(67세 여성 신장 160cm 체중 60kg)로부터 상담 요청이 왔다. 우울증과 부정맥이 심해 병원에서 진료를 받고 처방해주는 약을 복용했는데 약만 먹으면 정신이 혼미해져서 약을 끊고 다른 치료 방법을 찾던 중 필자의 관리를 받고 있는 윤 씨 소개를 받고 전화를 했다는 것이다.

윤 씨는 현재 혈액 투석을 받고 있는데, 같은 병원에서 투석을 받고 있는 사람들이 많이 부러워하는 사람이다. 투석 환자들은 하나같이 피부가 검고 윤기가 없는데 윤 씨의 피부는 윤기가 있고 혈색도 아주 좋다. 그뿐만 아니라 매달 혈액검사에서 나오는 크레아티닌, BUN, 요산, 칼륨 등의 수치도 투석을 처음 받을 당시와 거의 변화가 없다. 또한 투석 환자들은 1년이 지나면 거의 소변을 보지 못하지만 소변도 정상적으로 보고 있다.

구 씨와의 상담은 50분 정도의 시간이 소요됐다. 영양 치료에 대한 설명도 자세히 했지만 다른 사람들과 달리 이해가 빨랐다. 5년 전에 갑상선에 계란 노른자만 한 물혹이 생겼는데 6개월 동안 반신욕과 걷는 운동으로 완전히 치유한 경험이 있었다고 했다.

부정맥이나 우울증 역시 운동이 필수지만 자율신경이 정상적인 활동을 할 수 있도록 혈액순환이 잘 되고 신경 전달이 잘 될 수 있는 환경을 만들어 주는 것이 우선이다. 그런 다음 심장이 수축과 이완을 반복할 때 한쪽으로 치우치지 않도록 칼슘, 마그네슘, 칼륨 등의 영양소를 균형 있게 섭취해주면 우울증이나 부정맥은 동시에 개선된다. 이 세 가지 영양소가 결핍되거나 균형이 맞지 않으면 심장 박동이 비정상적으로 빨라지거나 늦어지거나 혹은 불규칙해진다.

앞에서도 언급했지만 미국에서 '만성질환 재앙 대책을 마련하기 위한 연구는 이미 오래전에 시작되었다.

1975년 전체 인구 중 25%가 각종 만성질환을 겪으며 많은 사망자를 내자 마침내 상원에서 에드워드 케네디 의원과 조지 맥거번 의원이 중심이 돼 '영양문제특별위원회'를 발족하였다.

'영양문제특별위원회'는 19세기 말부터 당시에 이르기까지 구미 제국의 식생활 변천과 질병과의 관계를 역사적으로 추적하고, 또한 지리적으로 세계 여러 나라와 지역뿐만 아니라 여러 민족이나 종교 단체의 식생활 내용과 질병과의 관계를 치밀하게 조사·연구했다. 이 과정에서 전통적인 의사들이 세포 내의 영양대사에 대해 무지하다는 것이 커다란 문제점으로 부각됐다.

당시 미국 내 의과대학에서 영양학을 필수과목으로 하고 있는 대학은 겨우 4%에 불과했으며, 조사 결과 미국 내 병원의 절반 이상이 입원 환자에게 영양학적으로 그릇된 식사를 제공하여 병의 치유가 늦어지거나 병이 더 악화되는 경우가 많았다는 사실이 밝혀졌다.

그들이 내린 결론은 모든 만성·퇴행성 질환을 치료하기 위해 '새로운 신약을 개발해야 한다'는 것이 아니라 반세기 또는 1세기 전의 식생활 양식으로 돌아가야 한다는 것이었다.

Nutrient
Therapy

03

당뇨 합병증을 막는 영양 치료

그동안 필자가 만난 당뇨병 환자들은 대부분 병원에서 처방해준 약 외에 건강기능식품 두세 가지 정도는 섭취하고 있었다.

그리고 병을 오래 앓다 보니 자신의 병을 고치지 못하는 이유에 대해 아는 사람들도 많았다. 식습관만 바꾸면 당뇨 약을 끊을 수 있다는 사실을 잘 알지만 습관을 바꾸지 못해 약을 먹는다는 것이다.

식습관은 어릴 때 바로 잡아주지 않으면 안 된다. 수십 년에 걸쳐 형성된 잘못된 입맛을 바른 입맛으로 바꾸는 것은 불가능하다고 할 만큼 어려운 일이기 때문이다.

따라서 식단을 개선했다면 새로운 식습관이 몸에 배일 때까지 최소 3개월 이상은 꾸준히 실천해야 한다. 우리의 뇌(腦)는 어떤 습관이나 행동에 대해 충분히 반복되어 시냅스(뇌에서 기억이 저장되는 장소)가 형성돼야 저항을 일으키지 않기 때문이다.

당뇨병은 어떤 질환보다 혈관과 신경 관리에 더 중점을 두어야 한다. 당뇨병만큼 혈관과 신경이 빨리 파괴되는 질환이 없기 때문이다.

당뇨병이 발생하면 급속히 혹은 몇 년 안에 합병증이 생기게 되는데 그중에서도 가장 치명적인 것은 심근경색, 뇌출혈, 뇌경색 등이다.

말초신경장애와 망막증, 당뇨병성 신부전증 등 모세혈관들이 막히면서 나타나는 질환은 시력을 잃거나 다리를 절단하거나 투석을 받는 상황에 이르기는 하지만 갑자기 사망하는 경우는 없다.

하지만 심근경색, 뇌출혈, 뇌경색 등은 40~50대 심지어 30대 나이에도 순식간에 목숨을 잃게 되는 증상들이다. 말초신경장애는 당뇨병을 앓은 지 약 3년 후부터 발병하고 5년 후부터는 실명의 원인이 되는 망막증이, 8년 후부터는 만성병성 신부전증이 발병하는 것이 보편적이다. 따라서 당뇨병 환자들은 현재 특별한 자각증상이 없어도 혈관과 신경 관리를 시작해야 한다.

혈당이 높을 때 혈관이 어떤 상태가 되는지 간단하게 알 수 있는 방법이 있다. 사탕을 입에 넣고 오래 있으면 사탕이 머물렀던 입안 점막이 뻣뻣하고 까칠해지게 되는데, 당뇨가 있는 사람의 혈관은 항상 이런 상태에 있는 것이다.

혈당이 높으면 높을수록 혈액순환을 방해하는 혈관 저항이 높아져 혈관 파열의 위험이 커지게 되는데 당뇨 합병증이 무서운 이유가 바로 이 때문이다. 그런데 당뇨합병증은 당뇨약이나 인슐린주사를 통하여 혈당 조절이 잘 돼도 발생한다는 점을 주목해야 한다.

물론 혈당을 낮춰주는 약이 있다는 것만으로도 감지덕지해야 한다.

당뇨병은 1900년대 초기까지만 해도 속수무책이었다. 치료약이 없었던 시절에는 당뇨병 판정이 곧 사형 선고였다.

그렇다면 대표적인 당뇨 합병증 종류와 증상을 알아보자.

●당뇨병성 신경병증

고혈당으로 인해 생성된 세포 내 대사물질이 독으로 작용해 신경세포를 죽이거나 변성시키는 질병이다. 주로 손끝이나 발끝같이 길이가 긴 신경이 분포하는 곳에 증상이 나타나며 칼로 베는 듯한 통증이나 무감각증을 유발한다.

●당뇨병성 망막증

망막은 눈이 받아들인 외부 사물의 상이 맺히는 '영화관 스크린'에 해당한다. 망막의 모세혈관이 막히고 시신경이 손상되면 시력을 잃게 된다.

●당뇨병성 신부전증

노폐물을 걸러내는 필터인 신장의 사구체(모세혈관)가 막히면서 나타나는 질환이다. 신장 사구체가 손상되면 단백질이 대사가 되어서 생기는 요산이나 요소 등의 노폐물을 걸러내지 못하게 된다. 걸러지지 않은 노폐물은 심·뇌혈관 질환, 전신 부종 등을 일으키게 된다.

●당뇨병성 족부질환(당뇨발)

발의 말초신경이 손상돼 감각이 둔해지게 되는데 증상이 심해질수록 감각이 무뎌져 발에 상처가 생겨도 잘 모르기 때문에 환자의 70~80%는 다리를 절단하게 되는 무서운 질환이다.

이처럼 무서운 당뇨 합병증은 모든 연령대에서 지속적인 증가세를 보이고 있으며, 국민건강보험공단에 따르면 전체 당뇨 환자의 50% 이상이 합병증을 앓고 있는 것으로 나타났다.

환자들은 병원을 수소문하여 신뢰가 가는 의사에게 치료를 맡기지만 세포 내의 영양대사에 대해 모르는 의사들은 약물치료, 수술 등 증상을 치료해 주는 것 외에는 해줄 것이 없다. 당뇨 합병증은 환자 스스로 예방할 수 있는 방법을 찾아야 한다.

이 책의 맨 앞부분에서 언급했지만 당뇨약과 혈압약을 15년 동안 복용했던 67세 남 모 씨는 심근경색으로 심혈관에 스텐트를 2개 삽입했고 눈에 물체가 찌그러져 보이는 황반변성이 발생하여 수술을 받았다.

그리고 허리 디스크와 협착증으로 수술을 4번 받았으며 허리에 철심을 6개나 박았는데 통증은 없어졌으나 말초신경염으로 발이 시리고 저려 많이 힘들어했다.

본래 열이 많은 체질이었으나 요즘은 다리와 무릎과 발이 시리고 냉해 여름에도 보온을 해 주어야 할 정도여서 모든 일손을 놓고 집에서 요양하고 있다.

남 씨는 당뇨, 고혈압, 심근경색, 황반변성, 허리 디스크, 척추관협착증 등의 치료를 우리나라 최고 의료진들에게 받았다. 그럼에도 불구하고 현재 보행기 없이는 걷지 못하는 상태다.

남 씨가 당뇨약과 혈압약을 복용할 당시 영양 치료를 시행했다면 눈

(황반변성) 수술과 막혀있는 혈관을 뚫어주는 심혈관 스텐트 시술 그리고 4번의 허리 수술과 허리에 철심을 6개나 박는 수술을 받아야 할 이유가 없는 것이다.

그나마 현재 보행이 어려운 것은 말초신경의 손상에 의한 것이어서 얼마나 다행인지 모른다. 척추신경과 말초신경은 재생이 잘 되는 신경이다. 특히 팔이나 다리의 신경은 많이 잘려나가지 않으면 재생이 될 정도로 재생력이 뛰어나다.

우리 몸의 신경은 크게 중추신경과 말초신경으로 나누어져 있다. 중추신경계는 뇌와 척수를 합쳐서 말하는 것이고 말초신경은 전신에 퍼져 있는 신경을 말한다.

중추신경은 재생이 일어나지 않는다. 중풍이나 머리를 심하게 다쳐서 반신불수가 된 사람이나 목뼈와 척수 신경을 다쳐 사지 또는 하반신 마비가 된 사람이 다리 팔다리를 움직이지 못하는 것은 이들 중추신경이 재생되지 않기 때문이다.

그렇다면 당뇨 합병증을 막으려면 어떻게 해야 하는가?

당뇨 합병증을 근본적으로 해결하려면 잠깐 학창 시절에 배웠던 3대 영양소에 대한 기억을 떠올려 보기 바란다.

우리가 섭취한 음식은 체내에서 대사를 거쳐 에너지로 사용하게 되는데 그 에너지의 재료가 되는 탄수화물, 단백질, 지방을 3대 영양소라고 한다.

이 3가지 영양소는 신체 구성 성분이면서 체내에서 분해되어 에너지로 사용되는 물질인데, 문제는 이 중요한 3대 영양소를 에너지로 전환해주는 미량영양소(비타민, 미네랄)는 이제 많은 양의 음식을 먹어도 필요량을 채워줄 수가 없게 된 것이다. 50년 전 시금치 한 접시에 들어있는 영양소와 동일한 영양소를 얻기 위해서는 지금은 10접시를, 사과 하나에 들어있는 영양소와 동일한 영양소를 얻으려면 30개를 먹어야 할 정도로 그 양이 감소되었기 때문이다.

미량영양소 중에서 특히 비타민 B군이 부족하면 포도당의 대사가 일어나지 않게 된다. 비타민 B군이 부족하면 혈액 속의 포도당을 세포 안으로 들여보낼 수 없고, 설령 들여보내더라도 에너지로 바뀌지 않는다.

이런 상태에 있는 당뇨병 환자들이 육류와 껍질을 벗겨버린 흰쌀과 흰 밀가루를 주식으로 하고 야채와 해초류, 과일 섭취를 소홀히 한다면 합병증을 막아내지 못한다.

탄수화물은 인체의 가장 기본적인 에너지원의 역할을 하는데, 그 역할을 대신 해줄 수 있는 다른 영양소는 없다.

탄수화물 대신 단백질, 즉 밥 대신 고기를 섭취해도 인체는 그것을 에너지로 만들어낼 수 있다. 그리고 체중조절에도 상당한 효과를 얻을 수 있다. 하지만 단백질이 분해되는 과정에서 발생되는 질소 노폐물은 합병증을 발생시키는 가장 큰 요인이 된다.

그러므로 당뇨 합병증을 예방하려면 주식은 현미와 잡곡을, 단백질은 육류보다 생선을 통하여 섭취하고 채소와 해초류, 과일을 곁들여 최대한 영양균형을 맞춰주어야 한다.

동물성 단백질은 체중 1kg당 1g(운동을 많이 하거나 육체노동을 하는 경우 2g) 정도로 제한해야 한다.

동물성 단백질이 분해될 때 생기는 질소화합물(요산, 요소, 암모니아)은 간과 신장에 부담을 주는데, 특히 신장 사구체가 많이 손상된다.

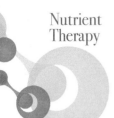

04

당뇨약은 오래 먹을수록 몸속 영양소가 고갈된다

요산, 요소, 암모니아 등의 질소를 함유한 노폐물의 80~90%는 신장에서 처리되기 때문이다.

현재 65세 이상 당뇨병 환자 중 60~70%가 고혈압 환자다. 그러면 혈압약까지 2가지 약을 먹어야 하는데 대부분은 고지혈증약이 하나 더 추가되어 3가지가 기본이다.

노인 환자의 경우 한 번에 10가지 이상을 먹는 경우도 허다하다.

혈압, 당뇨, 콜레스테롤 등의 수치가 위험 수위를 넘었다면 당연히 약을 써야 한다. 하지만 약은 사용 기간을 정해놓고 그 기간 내에 끊도록 해야 하는데 끊기는커녕 약을 하루도 빠짐없이 몇 년씩 장복하고 있는 환자들이 얼마나 많은지 모른다.

당뇨약과 혈압약 두 가지 약만 복용해도 혈관과 신경 손상에 가속도가 붙게 되는데 고지혈증약까지 더해지면 혈관과 신경뿐 아니라 근육도 손상을 입게 된다.

또한 약은 체내 흡수, 배설 등 대사 과정에서 몸속 영양소를 밖으로 빠져나가게 하거나 합성되지 못하게 막는 기능이 있어 그나마 부족한 비타민, 미네랄 등의 영양소를 고갈시켜버린다. 이제 혈압, 당뇨, 콜레스테롤 등 약의 부작용을 살펴보자

●당뇨약 부작용

당뇨병에 사용되고 있는 약은 혈당강하제와 혈당 흡수 억제제, 인슐린저항 개선제, 인슐린 주사 등이 있다. 혈당강하제의 주된 작용은 췌장을 자극하여 인슐린 분비를 촉진하는 것이어서 결국에는 췌장 기능을 더 악화시키게 된다.

●혈압약 부작용

혈압약의 종류는 많지만 크게 이뇨제와 교감신경억제제, 혈관확장제의 세 종류로 분류할 수 있다. 대표적인 부작용은 고지혈증, 고혈당, 고요산혈증, 저칼륨혈증 등이 있으며 가장 심각한 부작용은 이미 좁아져 있는 혈관을 더 수축시키는 것이다. 혈관의 직경이 반으로 줄어들 경우 혈류량은 무려 16분의 1로 줄어든다.

●콜레스테롤약 부작용

콜레스테롤 수치를 낮춰주는 약의 90% 정도는 스타틴 계열의 약물

이며 콜레스테롤과 중성 지방을 낮춰주는 효과가 뛰어나다.

하지만 간에서 정상적으로 콜레스테롤을 합성하는 과정을 방해하기 때문에 근육통, 쇠약, 피로, 기억력과 인지력 감퇴 등의 부작용이 있다.

약을 장복할 경우 인체는 필요한 콜레스테롤을 확보하기 위해 스스로 근육을 녹이는 횡문근융해증이 나타나기도 한다.

콜레스테롤 수치가 위험 수위를 넘어섰다면 약을 써야 하겠지만 최대한 빨리 끊을 수 있도록 노력해야 한다. 만약 장기간 사용할 경우 한 달에 한 번 정도는 간 수치를 체크해 보아야 한다.

예전에는 극비로 취급되었던 의약품에 관한 부작용을 요즘은 누구나 쉽게 알 수 있게 되었다. 제약회사는 의약품에 관한 부작용 정보를 공개하도록 의무화되었기 때문이다. 인터넷 검색창에 약품명과 회사명 첨부 문서를 입력하면 바로 입수할 수 있다.

●당뇨병 식이요법

당뇨병 환자 가운데 약은 잘 챙겨먹지만 먹는 음식은 자유롭게 먹는 환자들이 있고 또 약도 잘 복용하지만 잡곡밥과 야채, 해초류, 과일 등을 충분히 섭취하는 사람들도 있다.

50년 전 시금치 한 접시에 들어있는 영양소와 동일한 영양소를 얻기 위해서는 지금은 10접시를 먹어야 할 정도로 그 양이 감소되었다.

곡류도 도정, 세척, 가공 과정을 거치면서 비타민과 미네랄의 손실이 생기는데 도정 과정에서만 무려 90%의 영양소가 소실된다.

영양소가 턱없이 부족하지만 그마저도 먹지 않으면 소화흡수, 에너지 생성, 배설 등의 대사가 이루어지지 않게 된다.

당뇨 환자들은 현미에 잡곡을 섞은 밥을 최대한 오래 씹어 췌장의 부담을 덜어주어야 한다. 단백질은 육류보다 생선, 달걀, 두부 등을 통하여 섭취하고 채소와 해초류, 과일을 곁들여 최대한 영양균형을 맞춰주어야 한다.

소고기나 오리고기, 양고기 등의 단백질은 매일 먹어도 되지만 체중 1kg당 1g(운동을 많이 하거나 육체노동을 하는 경우 2g) 정도로 제한해야 한다.

당뇨병으로 인한 만성신부전증의 경우 크레아티닌 수치가 1.2mg/dL(정상 수치 0.7~1.4 mg/dL)를 넘어섰다면 동물성단백질은 체중 1kg당 0.6g 이하로 줄여야 한다.

이 같은 식이요법을 실천하면서 영양 치료를 시행한다면 당뇨 합병증은 얼마든지 막아낼 수 있다. 그리고 매끼 음식을 30분 이상 충분히 씹어서 분비된 침과 함께 삼키는 습관이 형성되면 당뇨약과 인슐린 주사도 끊을 수 있다.

그렇다면 당뇨 합병증에 필요한 영양 치료 제품은 무엇일까.

당뇨병은 어떤 질환보다 혈관과 신경 관리에 더 중점을 두어야 하며 여기에는 '징코후'와 '채움레시틴'이 필요하다.

'징코후'는 혈관을 넓혀 혈액이 잘 통하도록 해주고 '채움레시틴'은 신경을 싸고 있는 수초를 회복시켜 신경전달이 잘 되도록 해주는 제품이다.

현재 혈당이 약이나 건강식품으로 잘 조절되고 있어도 이 2가지 제품은 꼭 병용해야 한다. '징코후'와 '채움레시틴'의 효능에 대한 설명은 다음 파트에 자세히 나와 있다.

소변검사에서 단백뇨가 없고 당뇨약 외에 따로 사용하는 건강기능식품이 없다면 '채움에이스'를, 소변에 거품이 나온다면 '스피센스포르테'를 권한다.

'채움에이스'에는 아연과 비타민 B군을 비롯한 각종 비타민과 미네랄이 함유돼 있으며 비용 부담도 적지만 제품의 98.1%가 천연성분이다.

아연은 당뇨병의 3대 합병증과 깊은 관련이 있는 미네랄이다. 아연은 망막증, 당뇨병 신증, 말초신경장애를 일으키기 쉬운 기관인 눈, 신장, 근육, 뼈, 적혈구 등에 대량으로 존재하는 영양소이다.

아연의 효능이 알려진 지는 얼마 되지 않았다. 당뇨병 환자가 급증하는데 따라 췌장을 연구하고 인슐린을 연구하는 과정에서 그 중요성과 필수성을 인정받게 된 것이다.

아연은 인슐린의 구성성분이기 때문에 아연이 없으면 췌장에서 인슐린을 생성하지 못한다. 아연은 췌장의 인슐린 분비를 촉진하여 혈당을 적절하게 유지해 주고 인슐린이 췌장에서 흘러나가는 것도 막아준다.

'스피센스포르테'에는 18종의 단백질과 12종의 비타민, 13종의 미네랄이 균형 있게 함유돼 있어 천연의 종합영양제로 불린다.

Nutrient Therapy

당뇨약과 혈압약 두 가지 약만 복용해도 혈관과 신경 손상에 가속도가 붙게 되는데 고지혈증약까지 더해지면 혈관과 신경뿐 아니라 근육도 손상을 입게 된다.

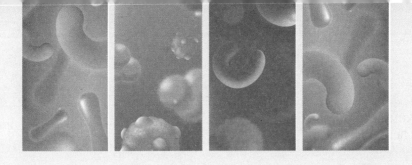

Nutrient
Therapy Part 6_

건강 칼럼

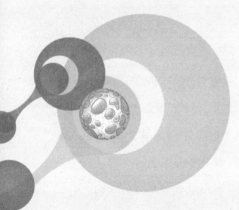

건강과 성공은 동반 관계다. 정말 그렇다. 건강 없이 성공을 논할 수도 없지만, 건강이 뒷받침되지 못한 사람의 성공은 오히려 불행을 초래하는 예가 더 많을 수 있기 때문이다. 주위에 있는 사람들 가운데 생활이 윤택해지고 나서 병을 얻거나 병으로 죽는 사람들을 종종 볼 수 있다. "한 끼에 고기 서너 근 정도는 거뜬하게 먹는다."라며 큰소리치는 사람일수록 더욱 그렇게 될 가능성이 높다.

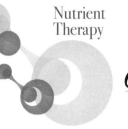

01

약은 최단기간 최소 용량을 복용해야 한다

약은 위급한 상황일 때 그 역할이 매우 중요하다. 그러나 약은 최대한 빨리 끊을 수 있도록 할 수 있는 모든 방법을 동원해야 한다.

한 가지 약이라도 한 달 이상 사용해야 하거나 계속 먹을 수밖에 없다면 몸속에서 빠져나가는 영양소를 보충해주고 앞에서 여러 번 언급했듯이 혈관과 신경 수초가 손상되는 것을 막아주어야 한다.

고혈압약 중 이뇨제는 소변 배출량을 늘려서 혈압을 떨어뜨리는데 이 과정에서 비타민 B1도 같이 빠져나간다. 따라서 이뇨제 성분이 들어있는 고혈압약을 먹고 있다면 반드시 비타민 B1을 보충해주어야 한다. 비타민 B1이 부족하면 혈액이 몸 곳곳에 충분히 전달되지 못해 몸이 붓거나 손발이 저리는 증상이 나타나게 된다.

베타차단제 계열의 혈압약은 수면유도 호르몬인 멜라토닌 부족을 일으켜 불면증을 일으킬 수 있으므로 코엔자임큐텐을 보충해주어야 한다. 베타차단제의 경우 에너지 생산에 필수적인 효소의 생산을 방해함으로써 코엔자임큐텐 결핍을 초래하기 때문이다.

당뇨병 치료제 메트포르민을 사용할 때는 비타민 B12를 보충해주어야 한다. 메트포르민은 신부전 환자에게도 사용할 정도로 부작용이 적고 혈당 조절 효과가 높지만, 메트포르민은 장腸 내부 표면 기능을 떨어뜨린다. 비타민 B12는 장 내부 표면에 있는 수용체에서 흡수되기 때문에 이곳에 이상이 생기면 체내로 충분히 흡수되지 못한다. 비타민 B12가 부족하면 감각신경과 운동신경에 이상이 생겨 손발 따끔거림, 팔다리 무력감이 나타나게 된다.

고지혈증약인 스타틴을 복용할 때는 코엔자임큐텐을 보충해주어야 한다. 스타틴을 사용하면 콜레스테롤 수치도 떨어지지만 코엔자임큐텐의 체내 합성도 억제되기 때문이다. 코엔자임큐텐이 부족해지면 신체 에너지를 가장 많이 소모하는 심장에 영향을 주므로 심장 근력이 떨어져 혈액을 뿜어내는 힘이 약해지고, 혈액 공급이 원활하게 이루어지지 않게 된다.

만성위염, 역류성식도염 등으로 제산제를 장복할 경우 비타민 B12를 충분히 보충해야 한다. 비타민 B12는 어패류에 많이 함유돼 있는데 특히 바지락, 재첩, 피조개, 굴, 대합, 가리비 등의 조개류와 연어와 청어, 아귀의 간에 많이 함유돼 있다.

비타민 B12는 식물성 식품에는 들어있지 않지만 예외적으로 말린 김에는 들어있다.

여기서 주목해야 할 점은 약으로 소멸된 몸속 영양소가 합성영양제 한두 가지 먹는다고 해서 해결될 수 있다고 생각한다면 옳지 않다는 것이다. 합성화학 물질로 만든 종합비타민이나 미네랄 보충제는 속효성은 있지만 우리 몸은 그것을 이물질로 인지하기 때문이다. 이에 현재 복용하고 있는 약에다 합성영양제의 부작용까지 더해지면 몸은 이중고를 겪게 된다.

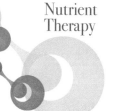

02

합성비타민의 한계와 진실

오늘날 비타민 산업은 6대 제약회사가 장악하고 있다. 이들은 우리가 시중에서 볼 수 있는 합성비타민 원료의 97%를 생산하고 있다.

합성비타민 C는 사실 아스코르브산ascorbic acid이라는 물질인데, 오렌지 겉껍질의 성분과 거의 비슷하다. 미국에서 생산되는 아스코르브산의 90%는 호프만라로슈 제약 소유인 뉴저지의 너틀리 공장에서 생산된다.

그들은 옥수수 녹말과 옥수수당에 발효 과정을 거친 휘발성 산을 섞어 비타민 C를 생산한다.

합성비타민 E는 대부분 이스턴 코닥 공장에서 생산된다. 필름을 만들 때 유화 과정에서 생기는 부산물이 바로 비타민 E이기 때문이다. 이

것이 정제 과정을 거쳐 각 제약회사로 팔려 나가는 것이다.

합성비타민과 천연비타민의 분자 구조를 전자현미경으로 들여다보면 대단히 유사하다. 그러나 인체에 들어가면 전혀 다른 방식으로 우리 몸에 작용한다.

현재 시판되고 있는 비타민은 과일이나 야채에서 추출된 천연비타민, 그보다 훨씬 대량으로 공급되는 합성비타민, 그리고 화합물이 첨가된 이스트정제 이렇게 세 가지로 분류할 수 있다. 합성비타민과 이스트정제는 FDA의 기준에 따라 천연비타민으로 표기되고 있지만, 실상은 합성비타민이다.

자연에서 얻은 물질에는 합성물이 결코 모방할 수 없는 '생명력'이 있다. 그리고 생명력이란 다른 성분과의 상승작용을 통해서만 얻어지므로 합성물에서는 절대 찾아볼 수 없는 것이다.

노벨상 수상자인 얼베르트 센트죄르지Albert Szent-Györgyi는, 비타민 C가 결핍됐을 때 생기는 괴혈병을 치료하려면, 비타민 C 자체인 아스코르브산만으로는 전혀 효과가 없으며, 음식물에 포함된 비타민 C 성분의 완전한 모체가 있어야 한다는 사실을 밝혀냈다.

미국 자연치료 의료협회의 티모시 브랜틀리Timothy Brantley 박사는 "실험실에서 만든 비타민 보충제는 자연 음식을 섭취할 때 얻는 혜택과는 상당한 거리가 있으며 신체를 딜레마에 빠뜨린다. 비타민은 단독이 아니라 한 팀으로 작용하기 때문"이라며 합성비타민의 한계를 지적했다.

Nutrient
Therapy

03

미량영양소는 천연산물을 통해 섭취해야

미량영양소는 음식에서 섭취하는 것이 가장 좋은 방법이지만, 바쁘게 살아가는 현대인들에게는 결코 쉬운 일이 아니다.

가장 큰 문제는 탄수화물이다. 쌀과 밀은 세계인의 주식으로 이용되고 있는 중요한 곡물인데, 비타민과 미네랄은 곡류의 껍질 부분에 담겨 있기 때문이다.

쌀의 겉껍질만 벗겨낸 현미와 껍질을 완전히 벗겨낸 백미에 함유된 영양소를 비교해보면 현미에는 백미보다 비타민 B1과 비타민 E는 4배 이상, 비타민 B2는 2배, 지방·철·인은 2배 이상, 식이섬유는 3배가 들어있다. 통밀에는 비타민 B1, B2, B6, E, 폴리페놀, 아연, 칼륨 등이 골고루 함유돼 있다.

이처럼 미량영양소는 쌀, 보리, 밀 등 곡물의 껍질에 들어있기 때문에 껍질을 벗겨버리면 단순 탄수화물만 남게 된다.

탄수화물과 단백질, 지방은 어느 것 한 가지만 부족해도 건강을 유지할 수 없다. 하지만 3대 영양소가 에너지로 전환되고 몸의 구성 성분이 되려면 미량영양소 없이는 작용을 못 한다.

야채와 과일을 많이 먹으면 비타민과 미네랄 문제는 해결될 거라는 생각을 가진 사람들이 많을 것 같은데 그것으로는 부족하다. 현미, 보리, 밀, 수수, 콩, 팥, 율무, 좁쌀 등의 곡류를 섭취하지 않고서는 많은 양의 야채와 과일을 먹어도 그 양을 채울 수가 없기 때문이다.

미국 농무부USDA에서 1975년과 현재 채소와 과일의 영양가를 비교한 자료에 의하면 브로콜리의 칼슘과 비타민 A는 50%, 강냉이의 철분은 88% 감소하였고, 철분이나 마그네슘 같은 미네랄은 80% 이상 줄었다.

그뿐만 아니라 산지에서 채소와 과일을 포장하여 각 가정의 식탁에 오르기까지 또 많은 손실이 일어나게 된다.

식이요법을 철저히 시행해도 미량영양소의 필요량을 채울 수 없는 시대가 되었지만, 소득 수준이 높아지면서 다양한 먹거리가 등장하게 되어 쌀 소비량이 매년 더 감소하고 있다.

게다가 가벼운 한 끼 메뉴를 선호하는 사람이 늘어가고 있고 쌀이 탄수화물 덩어리라는 오해와 편견을 가지게 되어 심지어는 체중 감량을 위해 밥을 먹지 않고 단백질 위주의 식단을 고집하는 이들도 있다.

미량영양소 부족으로 탄수화물이 에너지로 소진되지 못하면 고지혈증, 고혈당, 비만을 일으키게 되고, 지방이 에너지로 전환되지 못하면 고지방, 고콜레스테롤, 동맥경화를 유발하게 된다. 그리고 단백질 대사가 잘 이루어지지 않으면 요소, 요산, 크레아티닌 등의 배출이 어려워지는데 그 영향은 간과 신장에 가장 많이 미친다.

04

성경은 예방의학의 고전

필자는 기독교인이다. 건강에 관한 다양한 책을 읽고 연구를 하면서 많은 부분을 배웠는데 이 중에서 가장 영향을 받은 것이 성경(BIBLE)이다. 먼저 독자들께서 국민일보에 실린 이은일 고려대학교 의대 예방의학과 교수의 칼럼 요약본을 소개한다. '레위기는 위생과 보건을 가르친 첫 의서'라는 제목으로 게재되었던 내용이다.

인류는 질병과의 오랜 투쟁의 역사를 가지고 있으며, 질병과 죽음으로부터의 해방은 동서고금을 막론하고 모든 인류의 오래된 꿈이었다. 인체 해부학이 연구되고 항생제나 수술 기법이 발전되기 전까지 질병을 치료하는 방법은 약초 등의 식물을 이용하는 것이 최선이었고 질병을 예방하기 위한 환경보건의 중요성이 더 강조되었다.

나쁜 환경으로부터 질병이 옮겨진다는 개념은 고대 그리스 시대부터 있었다. 이때의 개념은 '장기설miasma theory'이라고 하여 나쁜 공기에 의해 질병이 걸린다고 생각하였다. 질병의 원인균, 매개동물들에 대한 의학적인 지식이 없었던 시대에 이런 장기설은 매우 설득력이 있었고, 이런 장기설에 입각해 공기가 잘 통하는 곳, 해가 잘 드는 곳이 좋은 곳이라고 인식하였다. 이런 장기설은 17세기까지도 지배적인 이론으로 작용하였다.

인류 역사상 질병을 예방하기 위한 환경 위생과 보건을 강조하는 최초의 체계적이고 대규모적인 저서는 『성경』의 '레위기'다. 모세의 저작으로 알려진 이 책은 집단생활을 하는 이스라엘 백성들이 위생적으로 살 수 있도록 자세하게 그 방법이 기록되어 있다.

상하기 쉬운 돼지고기나 오징어 등의 연체류, 죽은 동물 등의 섭취를 금하고 물로 씻을 것을 강조하고 있다. 또한 전염병이 우려될 때는 집단과 격리할 것을 명령하고 있다. 먹고 마시고 배설물을 처리하고, 물로 씻는 등의 위생 처리에 대한 성경의 체계적인 기록은 영적인 것과 육체적인 것이 나누어진 것이 아니라는 것을 잘 나타내고 있다.

또한, 전염병이 우려될 때는 집단과 격리할 것을 명령한다. 그러나 인류 역사는 전염병의 역사라고 할 정도로 전염병의 창궐이 계속되었다. 위생 처리를 제대로 하지 못함으로써 14세기는 페스트가 대유행하여 유럽 인구의 4분의 1에 해당되는 2500만 명의 사망자가 발생하였고 한센병(나병)도 13세기까지 정점으로 치달았다.

만일 그 당시의 의사들이 구약 성경 레위기를 읽었더라면 많은 목숨을 구할 수 있었을 것이다. 레위기 14장 말씀은 바로 앞에 나오는 13장의 말씀과 서로 짝을 이루는 말씀이다. 레위기 13장 말씀은 사람의 몸에 나타나는 악한 전염성 피부병과 사람의 옷에 발생하는 악성 곰팡이를 진단하고 처리하는 과정을 보여주고 있다. 이어서 나오는 레위기 14장 말씀은 악한 전염성 피부병으로 부정하게 된 사람과 악성 곰팡이로 부정하게 된 집이 어떤 과정을 통해서 정결하게 되는지를 설명하고 있다. 다시 말해 레위기 13장이 부정함을 분별하는 기준을 말씀하고 있다면, 레위기 14장은 정결하게 되는 절차를 말하고 있다.

문둥병 등 전염병자를 격리해 성경의 지시대로 따랐던 유대인들은 숱한 전염병에서 보호받을 수 있었다. 그동안 성경에서는 믿지 않거나 성경의 필요한 부분만 믿고 나머지는 믿지 않는 사람들은 전염병에 걸려 고생하다 죽는 것을 운명처럼 받아들여야 했다. 이것들은 작은 예를 든 것이지만 이 외에도 당시 사람들로는 생각지도 못했던 지혜를 성경은 말하고 있다.

우리가 이런 지식을 갖게 된 것은 파스퇴르와 코흐라는 과학자들이 나오고 현미경이 발견된 이후였다. 그러나 성경에서는 파스퇴르가 태어나기 3500년 전에 이러한 사실을 가르쳐주고 있다. 그나마 프랑스의 화학자 루이 파스퇴르가 세균을 발견하여 모든 질병의 원인이 세균에 있다고 주장한 데에 따라 현대의학이 자리 잡게 된 근거가 이루어진다.

파스퇴르와 코흐 등에 의해 전염병 가운데 많은 것이 병원성 박테리아(병원균)에 의해 생긴다는 것이 확인되고 20세기 들어서는 세균 이외에 바이러스와 곰팡이, 리케차 등도 전염병의 원인이라는 사실이 밝혀지면서 인류는 전염병 퇴치에 자신감을 갖게 되었다.

특히 미생물 병원설(病原說)이 확립된 1880년대 이래 여러 가지 항독소와 예방백신이 개발되고 1940년대부터는 페니실린과 스트렙토마이신 등 각종 전염병에 특효를 나타내는 여러 항생제가 생산되면서 1969년 윌리엄 스튜어트 미국 공중위생국장은 "전염병은 이제 대부분 끝이 보인다"라고 선언했다.

이에 이 시대의 의사들과 일반인들의 관심은 암, 심장병, 당뇨병 등 만성질환으로 옮겨졌고 전염병은 눈길을 끌지 못하게 되었다. 그러나 1980년 무렵 C형 간염, 에볼라 출혈열, 에이즈 등 감염력 높고 치명적이기까지 한 30여 종의 전염병이 새로 발견되었다.

이와 함께 말라리아와 결핵 같은 '후진국형 전염병'이 최근 선진국에서조차 다시 기승을 부릴 채비를 하고 있다. 더욱 당황스러운 일은 항생제에 내성을 갖춘 새로운 균주들이 나타나고 있는 점인데 대표적인 것이 1993년 방글라데시에서 발생한 새로운 콜레라(O-139)와 유럽과 일본 열도에 휘몰아쳤던 병원성 대장균(O-157)이다. 게다가 세계보건기구 WHO는 고혈압, 당뇨 등 만성질환으로 숨지는 사람이 2020년에 전세계적으로 4400만 명에 이를 것이라 전망했다.

이제는 예방의학으로 가야 한다. 다시 말하지만, 성경의 레위기는 질병 전염의 근원부터 차단하는 예방적 치유와 격리 수용이라는 의학적 처방을 내려주었다. 그리고 암을 비롯한 만성병, 난치병의 의학적 처방은 성경 창세기 1장 29절에서 볼 수 있다.

"하나님이 가라사대 내가 온 지면의 씨 맺는 모든 채소와 씨가진 열매 맺는 모든 나무를 너희에게 주노니 너희 식물이 되리라"

우리는 하나님이 명하신 먹거리 중에서 특히 '씨 맺는 모든 채소'와 '씨가진 열매'에 대해 주목해야 한다. 성경은 예방의학의 최고의 지침서이다.

이 씨에는 우리가 상상할 수 없는 놀라운 기능을 가진 성분들이 들어 있기 때문이다. 모든 씨앗들의 씨눈(배아) 속에는 비타민 B그룹과 비타민 C, 비타민 E, F, P, 각종 미네랄, 리놀산, 섬유질 등이 다채롭게 분포되어 있다.

현미, 보리, 밀, 수수, 콩, 팥, 율무, 좁쌀 등 모든 곡류와 과일의 씨 속에는 각종 미량영양소뿐만 아니라 놀랍게도 인체 내에서 분해되면 청산HCN, 벤즈알데하이드Benzaldehyde라는 두 개의 포도당Glucose으로 분해되는 '아미그달린'이라고 하는 맹독성 물질이 들어있다.

아미그달린 성분이 들어있는 씨앗의 대표적인 것은 살구, 매실, 자두, 복숭아, 사과 등이다. 청산HCN은 원래 청산가리(싸이나)의 원료물질로 사용되고 있다. 이에 얼핏 생각하면 씨앗을 먹으면 사람이 죽을 것같이 생각되지만 그럴 위험은 전혀 없다. 왜냐하면 '아미그달린'은 아무렇게나 자유롭게 분해가 되는 것이 아니라 반드시 이물질을 분해할 수 있는 효소가 있어야 하기 때문이다.

그 효소는 '베타글루코시다제'라는 효소인데 이 효소는 산소 없이 살아가는 암세포나 이상 세포, 병든 세포, 노화된 세포 등이 분비하는 효소라는 사실에 놀라지 않을 수 없다. 특히 암은 다른 조직에 비해 100배나 많은 베타글루코시다제로 둘러싸여 있다. 다시 말하지만, 아미그달린이 함유된 곡류나 과일의 씨앗은 많이 먹어도 암세포나 이상 세포, 병든 세포, 노화된 세포 등이 없을 때는 전혀 작용을 하지 않는다.

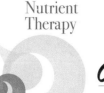

암을 이기는 아미그달린(비타민 B17)

미국의 다큐멘터리 작가 G. 에드워드 그리핀은 "암 치료법을 비타민에서 찾는다면, 암을 정복할 수 있는 것은 물론 현재의 거대한 암 산업이 단번에 재편될 수 있다"라고 주장한다. 그는 『암 없는 세상』이란 책에서 제약 카르텔의 상업적 이익을 보호하기 위해 의료과학이 어떻게 휘둘려 왔는지를, 그리고 암 치료 세계의 장막 뒤에 감춰진 음모와 진실을 낱낱이 밝혀주고 있다. 저자는 비타민의 항암 효능에 대해 연구해온 의학자들의 이야기를 통해서 암 치료의 실마리를 찾아간다.

그들은 암도 앞 장에서 살펴본 비타민 B1 결핍에 의해 발생하는 괴혈병이나 비타민 B3 부족에 의해 발생하는 펠라그라같이 미량영양소 결핍에 의한 것이라고 주장한다.

그들이 말하는 영양소가 조금 전에 살펴본 아미그달린인 것이다. 비타민 B17은 아미그달린의 다른 이름인데 암 치료를 위해 이 영양소를 치료제로 개발한 물질이 '레이어트릴Laetril'이다. 레이어트릴은 살구·복숭아 등의 씨에서 추출한 비타민 B17 성분을 농축하여 정맥 주사용으로 만든 항암 치료제를 말한다. 살구씨는 오래전부터 종양 억제에 효과가 있는 민간요법으로 전해져 왔으며, 1940년대부터 암 치료제로 사용되었다. 그러나 미국 FDA에서는 레이어트릴의 제조와 판매를 금지하고 있으며 심지어는 아미그달린이 들어있는 식품을 먹지 못하도록 규제하고 있다. 그 후 한국 식품의약품안전처에서도 살구씨, 복숭아씨 등은 식품 원료로 사용을 금하고 있다. 살구씨나 복숭아씨에 독성이 있기 때문이라는 것이다.

그러나 이 씨앗들은 이미 수천 년 전부터 사용되어 왔으며 아직까지 아미그달린이 들어있는 살구, 매실, 자두, 사과, 복숭아씨를 먹고 사람이 죽었다는 기록은 동서고금 어디에서도 그 예를 찾아볼 수가 없다. 이미 언급했듯이 아미그달린은 아무렇게나 분해가 되는 것이 아니라 반드시 베타글루코시다제라는 분해효소가 있어야 하며, 살구씨를 먹어도 암세포나 이상 세포, 병든 세포, 노화된 세포 등이 없을 때는 전혀 작용을 하지 않는다.

뉴멕시코에 사는 타오스족인 프에블로 인디언들은 아미그달린이 풍부한 음식물을 오랫동안 섭취해왔던 것으로 밝혀졌다. 프에블로에 관한 논문을 여러 편 썼던 로버트 휴스틴은 암 예방에 관해 조사하고 있을 때 그들로부터 어떤 레시피(조리법)를 받았다. 그 레시피에는 우유 한 잔이나 주스 한 잔에 벌꿀 한 스푼, 그리고 7그램 정도의 잘게 부순 살구씨를 섞는다고 적혀 있었다.

그 음료는 무척 맛이 있어 매일 마시고 있다고 휴스턴은 기록하고 있다. 1952년 미국의 생화학자 에른스트 T-크레브스 주니어 박사 연구팀도 아미그달린에 암세포를 파괴하는 시안화물이 함유되어 있어 강력한 살암 능력을 지니고 있음을 발견했다. 그리고 그들은 4만 명 이상의 환자에게 고단위 아미그달린을 처방했으나 시안화물에 중독된 환자는 단 한 명도 없었다고 한다.

『암 없는 세상』에는 미국의 유명한 배우인 레드 버튼즈의 아내 앨리샤가 레이어트릴 덕분에 생명을 구한 예를 설명하고 있다. 앨리샤는 23년이 지나서도 건강하게 살고 있음이 확인되었다.

그 밖에도 림프종에서 발병하는 암 중의 하나인 '호지킨병'을 얻은 28세의 캐롤 벤시우스가 레이어트릴 요법을 적용한 지 3일 만에 통증이 사라진 예를 밝혀주고 있고, 데일 대너 박사도 양쪽 폐에 상피성 암과 다리에 2차 종양으로 보이는 덩어리가 발견됐는데 레이어트릴 치료 덕분에 3개월 후 일터로 돌아가는 예를 설명해주고 있다.

레이어트릴 요법을 다룬 또 한 권의 책이 있다. 『살아있다는 것이 중요하다』라는 제목의 이 책은 필립 빈젤 박사가 한 재판에 참여하는 사연으로 시작된다. 미국 FDA가 암 치료에 사용되고 있는 레이어트릴이 미국에 반입되는 것을 막으려고 연방법원에 소송을 낸 것이다.

레이어트릴을 적극적으로 암환자에게 적용하고 있던 저자가 법정 진술 의사로 참여하게 되었다. 우스운 사실은 FDA에서 선정한 변호사가 레이어트릴이 유해하다고 소송을 걸었는데, 그 유해함의 대상이 문제였다. 환자가 아닌 정부에 유해하다는 것이다. 그러자 기가 막힌 판사가 변호사에게 묻는다.

"도대체 왜 레이어트릴이 정부에 유해하단 거요?"
"정부가 통제력을 잃게 되기 때문입니다. 재판장님!"
이 말에 화가 난 판사는 판사 봉을 세게 내리쳤다.
"이 소송을 기각합니다!"

이 책에서는 살구씨에 관해 진행된 우리나라의 다양한 논문과 특허 기술에 대해서도 볼 수 있다. 살구 추출 아미그달린의 인간 위암세포에 대한 항암효과 논문은 아미그달린이 SNU668 위암세포에서 세포자멸 효과를 일으키는지를 조사하였다. 그에 대한 결과를 보면 아미그달린이 위암 치료의 중요한 수단으로 사용될 수 있는 가능성을 보여준다.

대장암 세포에서의 세포자멸사 유발효과 논문도 흥미롭다. 이 책에는 빈젤 박사의 치료로 새로운 삶을 얻게 된 환자들의 이야기가 담겨 있다. 그 사람들에게 '살아 있다는 게 중요하다'는 제목은 큰 의미로 다가올 것이다. 두 번째 의미는 레이어트릴이 가지고 있다.

암 환자를 치료하는 데 쓰이는 레이어트릴은 수많은 논란 끝에 인정을 받아 사용되고 있다. 마지막으로 빈젤 박사는 의료계의 기득권층이 무차별적으로 가한 방해 공작을 이겨냈다.

필립 빈젤 박사는 "나는 주 의료위원회를 기쁘게 할 마음이 없다. 나는 환자들을 기쁘게 할 뿐이다. 그리고 나는 내가 사용하는 영양요법이 암 환자들의 삶을 풍요롭게 한다는 것을 알고 있다. 나는 내가 알고 있는 것을 실천해야 할 의무가 있다."라고 집행관에게 말했다.

그러면 왜 정통 의학에서는 레이어트릴을 항암제로 인정하지 않으려는 것일까? 『암 없는 세상』의 저자 에드워드 그리핀은 이 질문에 대해 "답이 과학이 아니라 정치에 있다"라고 주장한다. 즉, 제약 산업과 의료계를 지배하는 보이지 않는 권력이 작용한다는 것이다.

암 치료법이 한낱 과일 씨 추출물에서 발견되었다는 것을 암 치료법 연구만을 위해 존재하는 연구소 실험실이나 정부 지원금을 받는 사람들, 암 치료제를 개발하는 제약 회사들의 입장에서는 받아들일 수 없을 것이다. 암 관련 연구소에서 일하는 사람들이 삽시간에 일자리를 잃게 될 것이기 때문이다.

Nutrient
Therapy

06

하나님이 인류에게 정해준 먹거리

성경 창세기 1장 27절에는 "하나님이 자기 형상 곧 하나님의 형상대로 사람을 창조하시고"라고 기록되어 있다. 창세기 2장 7절에는 인간을 흙으로 창조하셨음을 말하고 있는데, 실제로 인체를 구성하는 수십 가지 원소와 흙을 구성하는 원소는 거의 일치한다. 그리고 창세기 1장 29절에는 "하나님이 가라사대 내가 온 지면의 씨 맺는 모든 채소와 씨가진 열매 맺는 모든 나무를 너희에게 주노니 너희 식물이 되리라"고 말씀하셨다.

하나님께서는 흙에서 각종 영양분을 흡수하여 자라는 곡식, 과일, 채소를 인간의 일차적 식량으로 정한 것이다. 과일과 채소 등에도 베타카로틴, 셀레늄 등 항암·항산화 성분이 다량 함유되어 있다. 하지만 그것은

246

하나님이 정해주신 규례와 법도에 따라 농사를 지었을 때만 해당한다.

땅도 휴식이 필요한데 휴식은커녕 채소와 과일을 더 빨리, 더 크게 키우기 위해 화학비료를 대량으로 뿌리고, 수확이 끝나자마자 다른 작물을 심는 토양에서 자란 식물들에는 항암·항산화 성분은 물론 다른 영양소들의 함유량도 떨어지기 마련이다.

레위기 25장 3~5절에는 "너는 육 년 동안 그 포도원을 다스려 그 열매를 거둘 것이나 제칠 년에는 땅으로 쉬어 안식하게 할지니 여호와께 대한 안식이라. 너는 그 밭에 파종하거나 포도원을 다스리지 말며 너의 곡물의 스스로 난 것을 거두지 말라. 이는 땅의 안식년임이니라"라는 말씀이 기록되어 있다. 지구상에는 숱한 종교들이 있고 종교마다 나름대로의 경전이 있지만, 성경처럼 가장 영적인 동시에 가장 현실적인 내용이 담겨있는 경전은 없다.

성경은 사람이 엿새 동안 열심히 일하고 칠일째 안식할 것을 말하고 있을 뿐 아니라, 토지의 안식에 대해서도 가르치고 있다. 안식년을 제정한 이유는 사람에게 휴식이 필요한 것처럼 땅도 휴식이 필요하다는 것을 가르치기 위해서인데, 이는 농토를 일정 기간 놀려서 지력(地力)을 높여야 제대로 된 식물을 얻게 되기 때문이다.

안식년에 대한 규례를 지켜 순종했더라면 식물에 함유된 영양소와 항암·항산화 성분이 이렇게까지 고갈될 리가 없는 것이다. 50년 전 시금치 한 접시에 들어있는 영양소와 동일한 영양소를 얻기 위해서는 지금은 10접시를 먹어야 할 정도로 그 양이 감소됐다.

땅을 놀리지 않으려면 객토(客土)를 하거나 퇴비를 사용해야 그나마 지력이 떨어지는 것을 방지할 수 있는데, 농촌의 인력 부족과 임금 상승으로 이 원칙이 무너져버렸다.

그뿐 아니라 우리나라의 경우 단위면적당 화학비료와 농약 사용량이 세계에서 가장 많아 그로 인한 피해가 얼마나 심각한지 모른다. 화학비료는 그나마 부족한 영양소를 파괴하고, 농약은 여성 호르몬인 에스트로겐과 화학적으로 비슷해서 체내에서 많은 문제를 일으킨다.

10년이면 강산이 변한다고 하는데, 현재 사용하고 있는 농약은 1952년에 보급됐다. 현재 우리가 사용하고 있는 농약은 제2차 세계대전 때 독일의 히틀러가 유대인들을 학살하기 위해 사용했던 신경가스 독약을 벌레들을 죽이기 위해 재개발한 것이다. 농산물에 사용되는 농약 종류는 천여 가지로 살충제, 제초제 등으로 구분되는데, 대부분 발암물질 또는 환경호르몬을 포함한다. 초기 농약은 살충제가 대부분이었지만, 이제는 제초제가 많은 부분을 차지하고 있다. 농가에서는 인건비의 상승으로 풀을 뽑지 않고, 제초제를 살포해 풀을 죽이고 있다. 그런데 제초제를 뿌리면 풀만 제거되는 것이 아니라, 토양의 모든 미생물까지 죽게 돼 토양생태계를 완전히 파괴하게 된다.

그 어느 때보다 분별 있는 식생활이 요구되는 시대가 온 것이다.

창세기 9장 3절에는 육식에 대한 기록이 나와 있다. 노아의 홍수 이후 자연조건의 변화로 인해 육식이 허용되었지만 모든 동물을 다 허용한 것은 아니라는 데 주목할 필요가 있다. 단지 소와 양과 염소만 허용됐고, 그중에서도 피와 기름(지방)을 제거하고 먹으라고 되어 있다.

혈관이 좁아지거나 막히고 세포막이 굳어져 세포에 산소와 영양 공급이 줄어들거나 끊어지는 이유는 성경에서 금한 기름과 식용에서 제외한 동물들 때문이다.

그뿐 아니라 하나님께서 식용으로 허락하신 동물들조차도 건강에 위해를 끼치는 신경안정제, 성장촉진제와 주사를 통해 유입된 각종 항생제와 예방약제 등의 화학물질로 찌들어 있다.

07

유전자는 모두 부모로부터 물려받는다

신체의 발달과 기능을 지배하는 염색체에 존재하는 유전자들은 모두 부모로부터 물려받게 된다. 염색체는 부모 양쪽으로부터 유전된 것이므로 같은 질병을 앓게 되는 것은 그리 놀라운 일이 아니다. 유전자를 물려받았다고 해서 전부 똑같은 질병에 걸리는 것은 아니지만, 유전자를 지니지 않은 사람들과 비교한다면 병에 걸릴 확률은 높을 수밖에 없다.

유전자를 병들게 하는 원인을 크게 네 가지로 나누어 볼 수 있다. 스트레스와 과로, 운동부족, 인체에 맞지 않는 음식이다. 이 네 가지 요소가 같이 누적되어 병이 생기게 되는데, 그중에서도 가장 핵심이 되는 것은 음식이다. 음식은 하루도 빠지지 않고 섭취해야 하며 그것으로 우리 몸이 만들어지기 때문이다.

그러므로 올바른 식습관을 실천하여 건강의 씨앗을 심으면 분명 건강의 열매를 맺게 될 것이고, 그것은 자신뿐 아니라 후손들에게도 건강과 그에 따르는 좋은 유산들을 물려주게 될 것이다. 그러나 반대로 나쁜 식습관을 바꾸지 못해 불건강의 씨앗을 심는다면 자신도 망가질 뿐 아니라, 후손에게도 불건강의 결실은 계속 이어질 것이다.

2002년 7월 초, 조선일보 사회면에 희귀병을 앓는 아들을 아버지가 목 졸라 죽이고 자수했다는 내용이 실렸다. 유전성 뇌질환으로 하반신이 마비된 아버지 김 모 씨(당시 59세)는 막내아들(27세)이 같은 질병을 앓았었는데, 남편과 자식을 동시에 뒷바라지하는 어머니에게 더는 짐이 되기 싫다며 아들이 아버지에게 자신을 죽여 달라고 애원한 것이다. 김 씨 부부는 20대에 만나 결혼해서 아들 둘과 딸 하나를 두었는데, 남편이 중년에 접어들면서 시력을 잃었고, 걷지도 못하게 되었다.

병명은 나이가 들면서 서서히 병세가 심해지는 희귀 난치성 뇌질환인 '소뇌위축성 실조증'이었다. 이 병은 돌연변이 유전자로 인해 생기며 소뇌가 오그라들어 하반신이 마비되는 질병이다.

10년이 지나 유전병 연구를 하는 아주대 의대 김현주 명예교수가 그 집을 찾아갔을 때 이미 아버지는 세상을 떠났고 그 사이 같은 증세가 나타난 딸도 세상을 떠났다는 소식을 어머니에게서 듣게 된다. 그뿐만 아니라 딸이 낳은 자식 두 명 중 한 명은 4세 때 동일한 병으로 사망했고, 또 다른 한 아이는 현재 중증 장애인이 되었다.

첫째 아들도 나이가 들자 똑같은 증세가 나타나 시력을 잃게 되었고 하반신을 못 쓰게 되었다. 20대에는 아무런 증세가 없어 결혼을 했고, 결혼 후 자식 둘을 낳았으나 자녀 둘은 조기에 발병하여 하늘나라로 가면서 김씨 집안에서 지난 10년 동안 3대에 걸쳐 유전병으로 여섯 명이 사망했다.

100세 시대를 넘어 120세 시대를 향하고 있지만 건강하게 오래 사는 것은 결코 쉽지 않은 시대를 우리가 살아가고 있다.

현대의학에서 만성질환은 유전자를 치료해야 낫는다는 사실을 알게 된 것은 불과 얼마 전의 일이다. 지금까지 현대의학은 유전자를 바꾸는 치료 개념이 없었다. 단지 그 유전자가 변질되었기 때문에 일어나는 증상을 치료해 왔을 뿐이다. 향후 수년 내 의학의 급진적인 변화를 예상하고 있으며, 그 가운데 '유전자요법'도 곧 시행될 것으로 내다보고 있다.

그러나 현대의학의 유전자요법은 유전자를 정상상태로 회복시키는 근본적인 방법이 아니고, 환자의 상한 유전자 대신 건강한 사람의 건강한 유전자를 이식하는 방법이다. 종래 백혈병 치료를 위해 골수를 이식하는 것과 같은 맥락으로 건강한 사람의 골수를 빼내어 백혈병 환자의 골수에 이식을 하는 것과 같은 방법이다. 이식 과정도 쉽지 않지만, 이식에 성공을 해도 그전의 식습관이나 생활습관을 그대로 이어가면 얼마 지나지 않아 유전자는 다시 변질될 수밖에 없다는 사실을 유념해야 한다.

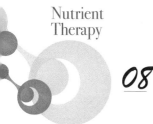

Nutrient
Therapy

08

세계 최고의 유전자를 가진 민족

"이웃에 사는 누구누구는 무엇을 먹고 병이 나았다더라", "나는 이렇게 해서 병이 다 나았다" 등등 수없이 쏟아지는 정보 중에는 꼭 필요한 정보보다 사람을 혼란스럽게 하는 것들이 더 많다.

그러나 만성질환은 변질된 유전자가 정상상태로 바뀌어야만 근치될 수 있는 병이기 때문에 아무리 특출한 비방이라도 그 효과는 극히 일시적이고 제한적일 수밖에 없다.

나는 지구촌에서 암을 비롯한 만성병의 발병률이 가장 낮은 한 민족을 모델로 선정하여, 건강한 삶을 누리는 그들의 식생활을 살펴보면 많은 도움을 얻을 수 있을 거라는 생각이 들었다. 자신이 직접 많은 것을 경험하여 어떤 이론과 결과를 만들어 내는 일은 엄청난 시간과 비용이 소요될 것이다.

지금부터 소개하는 모델을 통해 각자 나름대로 좋은 점은 받아들이고, 보완해야 할 부분을 보완하여 적용해 나간다면 건강 문제뿐만 아니라 삶의 질도 한 차원 더 높일 수 있을 것이다.

역할 모델로 선정한 민족은 유대인이다. 파키스탄의 훈자인족과 일본인에 대해서도 검토했는데, 먼저 일본이 세계 최장수국 대열에 끼어있지만, 병원에서 지내는 장수 인구가 많은 것으로도 유명하여 제외했다.

살구를 많이 먹는 것으로 유명한 훈자인들 또한 암 환자와 기타 질병에 있어서도 발병률이 낮다는 점은 인정됐지만, 단지 오래 산다는 것 외에는 별로 내세울 만한 점이 없었다. 훈자의 장수 노인들에게 공통된 특징은 심장과 폐가 튼튼하고 만성병을 가지고 있는 사람들이 거의 없다는 것과 살구를 말려 일 년 내내 먹는다는 것이다.

유대인을 선정한 이유는 건강 문제가 첫 번째였지만 그들의 생활을 관찰하면서 그 외에도 본받을 만한 좋은 점을 많이 발견했기 때문이다. 유대인들이 현재 미국을 위시하여 전 세계 여러 나라에 미치는 영향력이 어느 정도인지, 그리고 세계적으로 명성 있는 인물들을 얼마나 많이 배출했으며, 현재뿐 아니라 향후에도 그들의 삶이 지속적로 이어질 수 있을는지에 대해서도 생각해 보고, 연구하는 시간을 가졌으면 한다.

『혼자 사는 민족: 집단 혁명전략으로서의 유대종교』란 책을 쓴 '케빈 맥도널드'라는 안티세미티즘(반유대주의) 학자는 이 책에서 일반 백인들의 지능지수(IQ)가 평균 103인데 비해 유대인들은 117이라고 주장했다. 그가 이런 주장을 펴는 이유는 유대인을 칭찬하기 위함이 아니고 유대인이 그만큼 위험한 민족이라는 논리를 펴기 위해서였다. 세계 여러 민족들의 견제와 미움과 조롱을 받고 살아왔던 그들은 환경적인 스트레스도 크지만 엄격한 식생활에 대한 스트레스도 많았을 것이다.

그들은 먹을 것과 먹어서는 안 될 것을 분명히 구분하는데, 돼지고기나 소시지, 햄, 그리고 오징어와 낙지같이 비늘이 없는 것은 먹지 않는다. 또한 조개, 굴, 새우도 먹지 않는다. 모든 것을 성경의 말씀에 따라 철저하게 정한 것과 부정한 것, 거룩한 것으로 나누어 정한 음식만 섭취할 뿐 아니라, 심지어 음식을 담는 그릇도 지정된 그릇에만 담아 먹는다.

소고기와 유제품은 먹지만 같이 먹지는 않는다. 소고기라 하더라도 우유의 단백질로 만든 치즈와는 절대 같이 먹을 수 없다는 것이다. 피자는 생각도 못 한다. 피자에는 햄, 소시지 등과 함께 치즈가 들어가기 때문이다. 생선도 비늘과 지느러미가 없는 것은 먹지 않는다.

이스라엘의 국적기인 엘 알EL-AR 항공기를 타보면, 다른 나라의 항공기에서는 볼 수 없는 특별한 광경을 목격할 수 있다. 기내식이 나올 때마다 유대교도의 식품 검열관이 승객들에게 제공되는 기내 음식에 율법에 어긋나는 첨가물이 들어 있지 않은지, 혹 승객들이 개인적으로 율법을 범하는 음식물을 반입하지 않았는지를 기내의 비좁은 통로를 돌며 점검한다.

첨단과학의 총아인 항공기 내에서 여전히 수천 년 전의 옛 식사법을 고집하는 그들을 힐난하는 말을 쏟아 붓는 사람이 있을 정도로, 불과 얼마 전만 해도 그 독특한 먹거리 문화에 대해 제대로 이해하지 못했다.

그러나 지금은 다르다. 예전에는 많은 학자들 심지어 성직자들까지도 그들의 식생활에 대한 비판의 목소리를 높였지만, 이제는 오히려 "그들의 음식문화가 세계인의 표준으로 자리를 잡아가고 있다."라는 말이 나올 정도로 변혁되었다. 체구는 크지 않지만 그들의 우수한 두뇌와 건강한 몸은 철저한 율법주의자들이었기 때문에 가능한 것으로 더욱 율법의 완전성을 보여준다고 말할 수 있는 것이다.

성경 출애굽기 15장 26절에서는 "내 계명에 귀를 기울이며 내 모든 규례를 지키면 내가 애굽 사람에게 내린 모든 질병의 하나도 너희에게 내리지 아니하리니 나는 너희를 치료하는 여호와임이니라"라고 말씀하셨고, 성경 신명기 28장 1~14절에서는 말씀(율례와 계명)을 지켜 행할 때 하나님께서 사람들에게 내리실 복에 대하여 약속하셨으며, 신명기 28장 1절에서는 세계 모든 민족 위에 뛰어나게 해주신다는 것과, 4절에 자녀들과 토지의 소산과 사육하는 짐승과 그 새끼에게도 복을 주신다는 것과, 8절에서는 손으로 하는 모든 일을 축복해 주신다는 것과, 12절에서는 많은 민족에게 꾸어줄지라도 꾸지 않게 해 주실 거라는 것과, 13절에서는 머리가 되고 꼬리가 되지 않게 하시며 위에만 있고 아래에 있지 않게 해 주시겠다고 약속하셨다.

그리고 마지막 14절에서 하나님의 말씀은 좌로나 우로나 치우치지 아니하고, 다른 신을 섬기지 아니할 때 이러한 복을 내릴 것이라고 한 이 두 말씀은 그들의 건강과 성공을 성취하게 한 약속의 말씀인 것이다.

그들 중에는 율법의 진정한 의미를 깨닫고 순종하기보다, 단지 계약 개념으로 그 율법을 지켜왔던 사람들이 더 많았을 것 같다. 그렇더라도 결과는 어떤가? 수천 년 동안 잠시도 편안하게 살아보지 못했던 그들이지만 하나님께서 약속하신 그 축복들을 풍성히 받아 누리고 있다. 우수한 두뇌와 열심히 일할 수 있는 체력, 그 두 가지의 조건을 다 갖추고 있는 유대인은 우리가 본받을 만한 모델로 충분한 자격을 갖추고 있다는 생각이 든다.

한국인을 동양의 유대인이라고 부르는 사람들도 있다고 한다. 머리가 좋고 교육열이 높으며 열심히 일한다는 것을 비유해서 일컫는 말일 것이다. 아직은 아니지만, 우리 한국인들이 유대인들을 앞지를 수 있는 잠재된 능력은 무한하다고 생각한다. 더욱이 크리스천이라면 그 가능성은 더 높다고 할 것이다. 성경의 반쪽(구약)만 아는 자들과 성경 전체를 아는 자들이 어찌 같을 수 있을까?

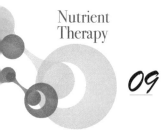

09

성경적 교육의 절대성

우리는 성경 말씀을 제대로 이해하지 못한 결과로 소중한 것들을 너무 많이 잃어버리지 않았는지 점검해 보아야 한다. 특히 신약성경 디모데전서 4장 4절, 5절 말씀을 보면 어떤 음식이든 감사함으로 받으면 버릴 것이 없다는 말씀이 기록되어 있다.

이를 근거로 우리는 이 말씀에서 음식보다 마음의 생각이 더욱 중요하다는 것을 가르쳐 주려는 예수님의 의도를 바로 깨달아야 한다. 무엇을 먹느냐도 중요하지만, 어떻게 먹느냐가 더 중요하다는 사실을 지적하신 것이다. 이는 결코 율법 폐기를 주장한 말씀이 아닌 것이다.

음식에 관한 규례는 성경에 있는 것이지만, 그 외에도 613개나 되는 율법을 만들어 지키면서 정작 자신들의 내면의 부정에 대해서는 관심을 보이지 않는 당시의 바리새인들을 지적하신 것이다. 결코, 율법을 폐한다는 말씀이 아닌 것이다. 정·부정에 관한 규정이 그 정신을 잃어버리고 껍데기만 남게 되면 신앙의 참된 힘은 상실된다. 하나님이 원하시는 것은 깨끗한 손과 정결한 마음이지 어떤 형식이나 외적인 절차가 아닌 것이다.

오히려 신약에는 구약의 율법을 완전케 하려 함이라고 분명히 기록되어 있음을 볼 수 있다. 마태복음 5장 17~18절에 따르면 하나님은 인간의 진정한 행복을 위해 먹는 것을 자신의 통제하에 두신 것이다. 그것은 스스로 절제할 수 없는 인간의 한계를 잘 알고 계셨기 때문이다.

모두가 다 그렇지는 않지만 유대인들과 크리스천들의 공통점 하나를 지적한다면 양쪽 다 극단으로 치우쳐 있는 모습이 아닌가 싶다. 유대인들은 하나님의 은혜보다는 율법을 지킴으로 자신의 의를 드러내고 싶어 하는 심리와 두려움으로 지켜나가는 모습인 반면, 크리스천들은 예수 그리스도의 대속의 은혜를 각성하지 못하고 오히려 남용하는 모습으로 치우쳐 있는 것 같다.

율법으로부터 자유로움을 얻었지만 중요한 것을 소홀히 여기고 간과해 버린 크리스천들이나, 여전히 '해야 할 것'과 '하지 말아야 할 것', ' 먹어야 할 것'과 '먹지 말아야 할 것'에 묶여 사는 율법주의자들이나 하나님의 은혜를 온전히 깨닫지 못하고 불행을 자초하고 있는 것이다.

율법은 인간의 진정한 행복을 위해서 주어진 것이지 결코 우리의 자유를 제한하고 속박하기 위해 주어진 것이 아니다. 더군다나 구원의 조건도 아니다. 다만 하나님께서는 구원받은 백성들은 그 은혜에 감사하며, 율법의 진정한 의미를 깨닫고 행복하게 살기를 원하시는 것이다. 특히 먹거리에 관한 율법은 갖가지 무서운 질병에 시달리거나, 사랑하는 가족을 일찍 떠나보내는 가슴 아픈 일들을 겪지 않게 하기 위한 하나님의 진실한 충고임을 깨닫는 사람들이 많아지기를 간절히 기도한다.

각종 질병의 원인에 대하여 현대의학과 영양학은 여러 이론을 내세우지만, 사실 그 원인은 정말 단순한 것이다. 하나님의 먹거리에 대한 명령을 따르지 않고, 자신들의 기호에 따라 나름대로의 먹거리 문화를 즐겨온 결과이다.

10

건강과 성공의 상관관계

건강과 성공은 동반 관계다. 정말 그렇다. 건강 없이 성공을 논할 수
도 없지만, 건강이 뒷받침되지 못한 사람의 성공은 오히려 불행을 초래
하는 예가 더 많을 수 있기 때문이다. 주위에 있는 사람들 가운데 생활
이 윤택해지고 나서 병을 얻거나 병으로 죽는 사람들을 종종 볼 수 있
다. "한 끼에 고기 서너 근 정도는 거뜬하게 먹는다."라며 큰소리치는 사
람일수록 더욱 그렇게 될 가능성이 높다.

불건강의 씨앗을 심으면 불건강의 열매를 맺게 되는 것은 당연한 귀
결이다. 하지만 풍성한 음식이 차려진 식탁에 앉아 식욕을 통제할 수 있
는 사람이 얼마나 될까? 나 역시 적지 않은 나이임에도 불구하고 오랜
세월 입맛에 길들여진 음식 중에서 해로운 음식을 배제하고 과식하는 습

관을 이겨내려고 안간힘을 쓰고 있다. 마음이 조금이라도 흐트러지면 아래 자료를 보면서 마음을 다잡는다.

우리나라는 돈만 있으면 언제든지 쌀독에 쌀을 가득 채울 수 있어서 실감나지 않지만, 굶주림과 배고픔에 시달리는 전 세계 기아 인구가 지난해 8억 2000만 명에 달한 것으로 조사됐다. 전 세계 76억 인구 가운데 약 11%, 9명 중 1명이 극심한 영양 부족을 겪고 있다는 것이다.

유엔 식량농업기구FAO 등 유엔 산하 5개 기구가 15일 동안 공동조사해 발표한 '2019 세계 식량안보 및 영양 현황 보고서'에 따르면, 2018년 기준 세계 영양 부족 인구는 8억 2160만 명으로 전년 대비 1000만 명이 증가한 것으로 나타났다.

심각한 것은 세계 기아 인구가 지난 2015년 이후 계속 증가 추세에 있으며 전체 세계 영양 부족 인구 가운데 아시아인이 5억 1390만 명, 아프리카인이 2억 5610만 명, 중남미인이 4250만 명에 달하는 것으로 집계됐다.

Nutrient
Therapy

11

정결한 먹거리 코셔

　　유대인들은 그들이 먹을 수 있는 것을 코셔kosher라고 한다. '적절
한, 옳은'이라는 뜻의 히브리어 카슈르트kashrut가 어원이다. 코셔는
음식의 형태가 아니라 재료를 선택하고 다루는 법을 말한다. 코셔는 레
위기 11장에 있는 말씀에 근거를 두고 있는데, 가장 핵심적인 몇 가지만
살펴보겠다.

　　채소나 과일 등 식물성 음식은 코셔이다. 육류의 경우 소, 양, 염소,
사슴 등 발굽이 갈라지고 되새김질하는 것만 코셔다. 돼지는 굽은 갈라
졌으나 되새김질을 하지 않으므로 코셔가 아니다. 어류는 연어, 도미, 조
기같이 지느러미와 비늘이 있어야 코셔이고, 상어, 고래, 장어, 미꾸라지
등은 지느러미는 있으나 비늘이 없으므로 코셔가 아니다. 오징어, 낙지,

꼴뚜기, 문어 등은 지느러미도 없고 비늘도 없으므로 코셔가 아니다. 게, 가재, 새우, 굴, 조개 등도 코셔가 아니다.

조류의 경우 닭, 칠면조, 집오리 등 대부분의 가금류는 코셔다. 그뿐만 아니라 먹을 수 있는 동물이라도 육류와 조류는 반드시 유대인 법에 따라 도살해서 피를 완전히 제거해야 하며, 신경계와 혈관 그리고 신체의 장기를 둘러싼 지방질도 먹지 않는다.

작은 마을에서는 가축 도살을 주로 성직자인 랍비가 담당했다는 점에서 유대인들이 도살 방법을 얼마나 중요하게 여겼는지 잘 알 수 있다. 설령 먹을 수 있는 동물이라도 자연사한 동물이나 다른 동물과 싸우다 죽은 동물은 먹지 못한다. 육류와 우유도 함께 먹지 않는다. 그래서 그들에게 치즈와 고기를 함께 먹는 햄버거나 치즈버거는 금물이다.

유대인들은 이러한 코셔 전통을 3,000년 이상 지켜왔다. 나는 유대인들이 율법의 진정한 의미를 이해하고 그것을 지켰다면 세계 역사의 흐름이 더 크게 달라졌을 거라고 생각한다. 율법의 진정한 의미를 몰랐음에도 불구하고 전 세계 인구의 약 0.25%에 불과한 유대인들은 실질적으로 세계를 움직이는 거대한 영향력을 행사하고 있기 때문이다.

유별난 식법 때문에 많은 사람들에게 조롱을 받던 그들이 세계 경제의 40~60%를 장악하고 있다. 전 세계 60억 인구 가운데 약 1,500만 명밖에 안 되지만 경제뿐만 아니라 정치, 사회, 문화, 교육 각 분야의 상위 그룹도 그들이 장악하고 있다.

하나님께서 허용한 동물이라도 먹어서는 안 된다고 한 지방질이나 부정하다고 한 육류나 생선을 먹으면 혈액이 불결해지며, 혈액순환 또한 저하되므로 인체를 이루고 있는 모든 세포가 고통을 받게 된다.

그중에서도 특히 섬세하고 민감한 뇌신경이 약화되고 감수성이 둔해진다. 따라서 유대인들이 율법의 규정을 따르지 않았다면 결코 두각을 나타내지 못했을 것이다. 건강하지 못하고 창의력, 통찰력, 분별력이 뛰어나지 않은 사람이 리더가 되는 것은 어려운 일이기 때문이다.

노벨상 수상자의 25%가 유대인이며, 현대사회의 정치와 과학, 정신의 기본 틀을 만들어준 마르크스, 아인슈타인, 프로이트도 유대인이다.

유대인 전체 인구 1,500만 명 중 700만 명 정도가 미국에 살고 있는데, 이들은 세계의 중심이라 해도 과언이 아닌 뉴욕에서 엄청난 부를 축적하고 있다. 맨해튼 등 뉴욕 지역의 값비싼 대형 빌딩의 80%는 유대인 소유이고, 워싱턴 D.C.에 있는 건물이나 인접한 캐나다에 있는 건물 대부분도 유대인 소유이다.

패션업계는 어떤가? 20세기 미국의 대표적인 디자이너 랄프 로렌도 유대인이다. 청바지 브랜드로 유명한 리바이스, 캘빈클라인, 게스, 조다쉬, 앤클라인, 도나카란, DKNY, 토미힐피거, 케네스콜, 리즈클레이본, 아베크롬비&피치, 빅토리아시크릿, 존스뉴욕, 나인웨스트 등 수많은 유명 브랜드들 또한 유대인의 손으로 만들어졌다. 백화점 역시 그들의 무대이다. 메이시즈와 블루밍데일을 비롯하여 리치스, 본마르케 등 지방 백화점을 계열사로 두고 있는 페더레이티드는 미국 백화점 업계의 대표 주자다.

페더레이티드와 시어스&로벅 회사의 창업주는 유대인이 아니지만, 회사를 실질적으로 성장시킨 장본인은 줄리우스 로젠왈드라는 독일계 유대인이다. 전국적인 유통망을 갖춘 백화점들도 대부분 유대계 자본으로 움직이고 있다.

그뿐만이 아니다. 비달사순, 허쉬, 던킨 도넛, 하겐다즈 등 우리가 자주 접할 수 있는 브랜드 역시 유대인의 소유다. 석유업계의 제왕 록펠러도 유대인이며, 인텔의 회장인 앤드루 그로브, 마이크로소프트의 스티머 발머도 유대인이다.

3대 신문사와 3대 방송사 등 웬만한 언론 분야 산업과 IMF, BIS 세계은행도 유대인의 소유이고, 세계 5대 메이저 식량 회사 중 3개가 유대인 소유이며, 세계 7대 메이저 석유 회사 중 6개가 유대인 소유다. 그들이 벌어들인 돈을 어떻게 사용하는지를 살펴보면 그들의 성공이 과연 올바른 성공인지 아닌지를 가늠해 볼 수 있을 것 같다.

Nutrient
Therapy

12

미국 내 유대인의 사회 진출과 기여도

　시어스&로벅을 거대 회사로 성장시킨 줄리우스 로젠왈드는 에이브러햄 링컨 대통령과 같은 일리노이주 스프링필드 출신으로 많은 기부금을 흑인 사회에 희사하는 등 큰 공헌을 해 흑인들 사이에서 링컨과 함께 가장 존경받는 백인으로 남아 있다. 그는 종업원 복지도 중시해 1916년에는 종업원과 이익을 나누는 제도를 도입하고 로젠왈드 기금을 만들어 자신이 번 돈을 사회에 환원했다. 시카고 과학박물관도 로젠왈드가 기부한 돈으로 설립된 것이다.

　청바지 브랜드 리바이스를 만든 리바이 스트라우스는 샌프란시스코 유대인 사회의 대부였다. 그는 생전에 유대인은 물론 비유대인들에게도 자선활동을 많이 했는데 1902년 그가 사망했을 때 시 정부는 장례식이 열리는 날을 공휴일로 선포할 정도로 그의 영향력은 실로 대단했다.

초콜릿을 대중화시킨 밀턴 허쉬는 우유와 초콜릿을 농축시키는 기술을 개발해 1905년 허쉬 초콜릿을 탄생시켰다. 밀턴 허쉬 역시 수입의 상당 부분을 주민 대부분이 허쉬 공장 직원들이던 지역사회를 위해 사용했다. 마을 주민들이 무료로 전기를 사용할 수 있게 해주었을 뿐 아니라 지역사회를 위해 학교와 골프장까지 헌납했다. 1,000명이 넘는 학생들이 무료로 다니는 이 학교는 아직도 허쉬 초콜렛 주식을 상당수 가지고 있어서 회사 경영이 잘되면 대부분의 이익이 학교 재원으로 들어가고 있다.

던킨 도넛 역시 유대인인 윌리엄 로젠버그의 작품이다. 1954년에 시작된 던킨 도넛은 50년이 지난 지금 37개국에 5,000개가 넘는 점포가 운영되고 있다. 그 역시 많은 돈을 사회에 환원했으며, 200만 달러를 호가하는 농장을 뉴햄프셔 대학에 기증했고, 하버드 의과대학에도 상당 금액을 기부해 하버드 의대에는 그의 이름을 딴 연구소가 많다.

록펠러 역시 큰 행적을 남겼다. 어머니가 유대인이었던 그는 1890년과 1892년 시카고 대학 설립에 6,000만 달러 이상을 기부했고 록펠러 재단을 비롯한 일반교육재단, 록펠러의학연구소 등 셀 수 없을 정도의 사회복지 및 연구재단을 설립했다. 그의 기부 금액 중 알려진 것만 해도 3억 5,000만 달러에 달하는 것으로 전해지고 있다.

델컴퓨터를 창업하여 20년 만에 세계 1, 2위를 다투는 컴퓨터 회사로 성장시킨 마이클 델 역시 유대인으로 많은 돈을 유대인 센터, 어린이 박물관, 병원 등에 기부하여 텍사스 주에서 존경받는 인물이 되었다. 유대인 중에는 돈을 벌어서 유대 종교단체나 이스라엘만을 위한 일에 쓰는 사람들도 있지만 대부분은 백인, 흑인을 가리지 않고 사회에 환원하고 있다.

유대인들은 지금도 세계 최고의 영향력을 과시하고 있지만, 그들의 장래도 매우 밝다. 미국 내 유명대학의 유대인 재학생 수는 하버드대학교의 경우 약 25%, 예일대학교는 약 30%, 보스턴대학교는 약 20%, MIT공대는 약 9%, 시카고대학교는 15%, UCLA는 18%다. 이들 대학 평균 20%를 넘는 수가 유대인이다. 교수의 비율은 이보다 거의 두 배나 된다. 통계를 보면 유대인들은 앞으로도 한참 동안은 세계 최고의 영향력을 과시하게 될 것이라는 데 의심의 여지가 없다.

앞에서 잠깐 언급했지만, 미국에서 한인은 '동양의 유대인' '제2의 유대인'으로 불리기도 한다. 머리가 좋고 교육열이 높으며 열심히 일한다는 것을 비유해서 일컫는 말일 것이다. 우리 한국인들이 유대인들을 앞지를 수 있는 잠재된 능력은 무한하다고 생각한다. 더욱이 기독교인이라면 그 가능성이 더욱 더 높다.

왜냐하면 유대인들은 아직도 대부분 성경의 반쪽(구약성경)만 믿기 때문이다. 구약성경과 신약성경 모두를 소유한 한국 기독교인들 중에 10%만 하나님 말씀의 진정한 의미를 깨닫고 말씀에 순종한다면 세계의 역사는 분명 달라질 것이다.

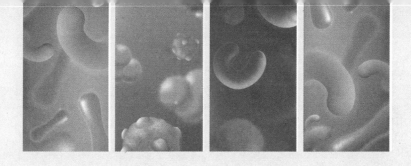

Nutrient
Therapy Part 7_
천연산물로 만든 생약 16

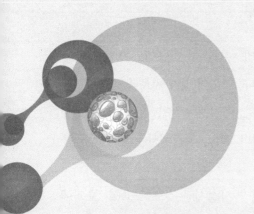

식당을 운영하는 사람들은 손님이 많으면 돈을 버는 것도 좋지만 손님들이 "이 집 음식 정말 맛있다. 오랜만에 배부르게 잘 먹었다"라며 엄지척을 해주고 가면 너무나 기쁘고 보람이 있다고 말한다. 필자 역시 식당 주인들의 기분을 100% 이상 이해한다. 필자도 수년간 고심 끝에 또 많은 시행착오를 거친 끝에 나온 영양 치료 제품을 복용한 환자들로부터 감사 인사를 받을 때 뿌듯한 보람과 기쁨이 파도처럼 밀려온다.

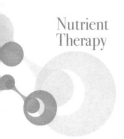

오랜 연구와 임상 결과로 탄생한 영양 치료

필자는 오랜 기간 수많은 환자들과 부대끼며 상담했고 여기서 많은 의학적 정보와 지식을 습득하게 되었다. 더불어 영양 치료를 적용하면서 많은 시행착오와 임상도 거치게 되었다. 이렇게 만든 많은 영양 치료 제품이 생명력을 유지하며 보급되고 있다. 이번 파트에서는 이 제품들을 소개하고자 한다.

사실 이보다 종류는 훨씬 더 많지만 사장시킨 것도 있고 그 효과에 대한 확신이 부족해 판매를 중지한 것도 있다. 그러나 이제 소개하는 영양 치료들은 반복되는 설명이지만 충분한 임상과 수많은 분들의 효과에 힘입은 제품들이다.

어떻게 보면 하나하나가 자식 같은 생각이 들 정도로 내겐 귀하고 소중하다. 이 영양 치료를 하나하나 소개할 때 책의 독자들은 자신에게 과연 어떤 것이 잘 맞을지 체크하고 확인해 건강에 도움을 받을 수 있으면 좋을 것이다. 그것이 필자가 이 책을 쓴 보람을 느끼는 것이자 건강 연구가로서의 자부심을 갖게 하는 것이다.

01. 막힌 혈관을 뚫어라! 징코후

'징코후'는 혈관을 넓혀 혈액이 잘 통하도록 만들어주는 제품이다. 만성병, 난치병 환자들의 모세혈관 밀도는 정상인보다 현저하게 감소돼 있기 때문에 징코후의 역할은 아주 중요하다.

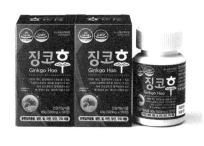

앞에서도 여러 번 언급했지만 징코후와 다음에 소개하는 채움레시틴

은 모든 만성병, 난치병에 기본적으로 처방하는 제품이다.

징코후는 좁아지거나 막혀있는 모세혈관을 넓혀 혈액이 잘 통하도록 해주고 채움레시틴은 신경을 싸고 있는 신경 수초를 회복시켜 신경 전달이 잘 되도록 만들어준다.

모세혈관이란 머리카락 혹은 털처럼 가는 혈관이라는 말이다. 현미경이 발달하기 전까지는 모세혈관의 존재를 알지 못했다. 이렇듯 가는 혈관으로 피가 잘 통하게 되고 또 말초신경까지 신경 전달이 잘 돼야 비로소 완전한 치유를 이룰 수 있는 길이 열리는 것이다.

징코후의 주성분인 은행잎추출물은 혈관벽을 튼튼하게 하는 작용과 혈관에 혈전이 생기는 것을 막아주고 혈액순환을 개선해주는 효과가 뛰어나 노인성 치매 치료에도 이용되어 왔다. 하지만 소화기관 점막이 약한 사람들이 섭취할 경우 속 쓰림 현상이 있어 오래 사용할 수 없었던 것이 큰 아쉬움이었다.

2016년도에 'IOS Press'의 저널에 실린 논문 「인지장애와 치매에 은행추출물이 미치는 효능과 부작용」을 참고해보면 26주간 인지장애 및 치매증상이 있는 2,561명을 대상으로 실험을 진행한 결과, 참가자들의 인지 능력, 행동 능력, 지능 측면에서 안정화된 수치를 나타냈다고 한다. 인지 장애와 치매 환자를 대상으로 한 실험에서는 은행잎추출물 하루 섭취량이 240mg이었다.

식품의약품안전처 기준 일일 섭취량은 30mg이다.

징코후는 은행잎추출물에 유백피를 첨가하며 만든 두 번째 제품이다. 유백피를 물에 담가 놓으면 끈적끈적한 액이 나오는 것을 볼 수 있다. 한방에서는 유백피를 염증, 특히 위염과 비염에 사용해왔다.

유백피의 효능을 간단히 요약하면 거악생신去惡生新이다. 병든 부분을 소멸시키고 새로운 조직을 배양해내는 작용이 강하다는 뜻이다.

02. 온몸의 사령탑, 뇌를 건강하게! 채움레시틴

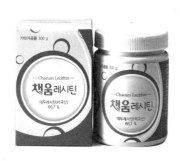

'채움레시틴'은 분말 과립 형태로 만들어졌으며 콩에서 추출한 레시틴이 66.7%, 초유가 33.3% 함유돼 있다.

레시틴은 뇌가 활동하는 데에 꼭 필요한 성분으로 뇌 세포를 활성화하여 뇌 기능을 향상해주는 효능이 있다. 뇌에 레시틴이 부족하면 초조, 불안, 불면, 집중력의 결여, 건망증, 우울증 등의 비상이 발생하게 된다.

수초의 주성분도 레시틴이다. 수초란 마치 전기선을 감싸고 있는 피복처럼 신경을 둘러싸고 있으며 중요한 신경일수록 두껍게 형성되어 있다.

수초는 뇌와 신체 각 부위 간 신경자극 전도를 신속하게 할 수 있도록 중추에서 말초로, 말초에서 중추로 잘 전달되게 해주는 역할을 한다. 전신에 퍼져 있는 신경의 길이가 무려 72km나 되므로 레시틴 부족이 신경에 미치는 영향은 지대하다.

통증이 만성화되면 신경세포의 변이가 일어나게 되는데, 이 경우 감각이 통증 신호로 바뀌며, 면도칼로 베는 것 같은, 찢어지는 것 같은, 바늘로 찌르는 듯한 통증이 나타난다.

대상포진이나 관절염, 당뇨병을 오래 앓았을 때 이런 통증이 오게 되는데, 이럴 때 혈관을 넓혀 혈액이 잘 통하도록 해주고 레시틴을 보충해주면 서서히 회복된다.

그뿐만 아니라 기억력, 인지기능(기억력, 언어능력, 시공간을 파악하는 능력, 주의집중력, 판단력 및 추상적인 사고력 등 다양한 지적 능력), 민첩성(반응에 대해 몸을 재빨리 움직일 수 있는 능력) 등도 상당히 향상된다.

초유에는 항균 작용을 하는 락토페린 세균 및 바이러스·독소 등을 막아주는 항체 단백질인 면역글로블린(IgG)과 뼈·근육·신경·연골 등의 생성과 유지·회복에 필요한 성장인자(IgF)가 풍부하게 함유되어 있다.

초유는 척추질환과 관절질환을 가지고 있지만 위점막 손상이 심해 정제나 환으로 된 제품을 먹지 못하는 사람들도 많은 양을 섭취할 수 있다.

03. 면역력은 높이고 혈관은 활짝 열고! 채움하나로

채움하나로에는 나이아신(비타민 B3)과 맥류약엽엽록소(보리새싹분말, 자주개자리잎분말(알파파), 케일추출분말)와 표고버섯균사체가 함유돼 있다.

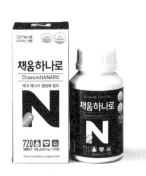

채움하나로는 피를 맑게 해주는 성분과 혈관을 확장해주는 성분 그리고 섭취한 음식을 에너지로 바꿔주는 영양소와 면역력을

높여주고 알레르기를 억제해주는 작용이 있는 성분들이 균형 있게 배합돼 있다.

채움하나로의 가장 중요한 역할은 혈관을 확장해 주는 것이다. 제품의 사용량은 통증, 저림, 마비감, 피로감, 식곤증, 기면증, 무기력감 등의 증상과 체질에 따라 가감한다.

필요량이 채워지면 통증을 비롯한 다양한 증상들이 개선된다. 우리 몸의 혈관 중에서 90%를 차지하는 모세혈관이 열리기 때문이다.

■채움하나로 구성성분

1) 비타민 B3(나이아신): 나이아신은 각종 채소와 버섯, 해바라기씨에 들어있으며 하루 1.2g 정도만 섭취해도 진통제 못지않은 효과를 볼 수 있는데, 이는 혈관을 확장해주는 작용이 강하기 때문이다. 나이아신을 하루 1g씩 한 달 정도 섭취해보면 혈관이 잘 나오지 않아 주사 맞는 것이 어려운 사람들도 혈관을 쉽게 찾을 수 있게 된다.

2) 자주개자리(알파파): 자주개자리는 알파파로도 불리며, 엽록소를 가장 많이 함유하고 있는 식품 중의 하나이다. 자주개자리는 그 뿌리가 지하 30~100피트에 닿기 때문에 그곳에서 섭취할 수 있는 많은 요소들을 함유하고 있다. 자주개자리는 동맥의 장애와 심장의 기능부전 개선에 도움을 주는 것으로 알려져 있다.

3) 표고버섯균사체: 표고버섯은 오래전부터 식용과 약용으로 사용돼 왔다. 상기도(기관지, 후두, 인두, 비강이 있는 부위) 질환, 혈류 장애,

간질환, 허약 체질의 치료에 사용돼 왔으며 항암효과에 대해서는 1960
년대부터 제시되었다. 아직까지 표고버섯균사체만큼 현대의학을 전공한
의사들에 의해 임상 현장에서 많이 사용되었거나 의학적 약학적으로 그
효과가 검토되어온 성분은 없었다. 표고버섯균사체는 많은 암 전문의들
이 환자들에게 사용을 권하고 있는데, 그 이유는 항암치료 과정에서 나
타나는 부작용을 줄여주고 치료 후 후유증을 개선해주는 효과가 뛰어
나기 때문이다.

04. 신경세포를 가득 채우라!
채움에이스

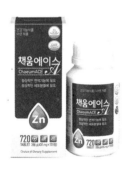

채움에이스에는 신경세포의 상
처를 치유하는 촉매제 역할을 하는
아연과 천연비타민 B군이 풍부한
효모와 천연 종합비타민으로 불리
는 비타민나무열매 그리고 두충추
출물 분말이 함유돼 있다.

■채움에이스 구성성분

1) 아연(Zinc): 아연은 필수 미량영양소 중 하나이며 우리 몸에서 합성
되지 않아 반드시 음식을 통해서 섭취해야 하는 영양소이다. 사람의 몸
에는 대략 1.4~2.3g 정도의 아연이 포함되어 있으며 신진대사에 관련된
영양소이므로 인체의 모든 세포에 분포하고 있다.

아연은 신경세포의 상처를 치유하는 촉매제 역할을 하며 아토피 치료에도 사용되는 미네랄이다. 예전에 아토피 및 피부질환 치료에 아연화연고가 많이 사용된 것도 아연의 효능 때문이다.

아연은 인슐린의 원료 물질이기도 하다. 아연 없이 인슐린을 만들어낼 수 없기 때문이다. 성호르몬, 갑상선호르몬, 생장호르몬 등의 생산도 아연 없이는 안 된다. 특히 산모에게 아연이 부족하면 저체중아를 출산할 위험이 높다고 한다.

식약처에서 권장하는 아연 1일 권장량은 10~20mg이고, WHO(세계보건기구)에서는 남성 30~60mg, 여성 30~45mg으로 정하고 있다. 굴을 200g 정도 먹으면 아연 약 30mg을 섭취할 수 있는데, 그 아연 중 실질적으로 신체에 흡수되는 것은 그 절반이 채 안 되므로 결핍되지 않도록 유의해야 하는 영양소이다. 아연은 굴에 가장 많으며 도정하지 않은 곡류와 육류, 조개, 달걀, 유제품, 땅콩 등에도 함유돼 있다.

2) **두충**: 두충에는 아연과 망간, 철분, 칼륨, 마그네슘 등의 미네랄이 함유돼 있으며 오래 복용하면 허리통증과 무릎 통증 그리고 소변이 자주 마려운 증상이 개선되며 혈압을 낮추는 데도 도움을 준다. 동의보감에서 두충은 관절과 뼈에 좋은 명약으로 기록돼 있으며, 신농본초경에서는 두충이 신장, 뼈, 힘줄을 강화한다는 기록을 볼 수 있다.

3) **효모**: 효모에는 에너지 대사에 중요한 역할을 하는 비타민 B군이 함유돼 있다. 비타민 B군은 탄수화물, 지방, 단백질의 대사 및 에너지 생성에 필수적인 역할을 하는 영양소다. 효모에는 비타민 B1, B2, B3,

B5, B6, B9, B12, B15, B17, 비타민 H, 콜린, 이노시톨, 파라아미노안식향산(PABA) 등을 함유하고 있으며 콩 단백질의 거의 2배나 되는 양질의 식물성 단백질을 함유하고 있다. 비타민 B군이 부족하게 되면 에너지 공급원의 대사가 제대로 이루어지지 않으므로 만성질환을 가지고 있는 사람들은 많은 양을 섭취해야 한다.

4) 비타민나무 열매: 비타민나무 열매에는 아미노산, 비타민 A, C, E, K, 칼슘, 카로티노이드, 셀레늄, 각종 식물성오메가 등 다양한 영양소가 들어있으며 중국 티벳과 내몽고 지역이 주산지이다. 비타민나무 열매의 특징은 오메가 지방산을 함유하고 있다는 것이다. 많은 양은 아니지만, 오메가 3,6,7,9를 모두 함유하고 있어 다양한 영양소를 한 번에 섭취할 수 있다는 것이 가장 큰 장점이다. 현재 지구에서 발견된 과일 중에 비타민 A, C, E가 동시에 포함되어 있는 유일한 과실이다.

05. 천연산물 알로에 베라의 결정체! 채움라이프

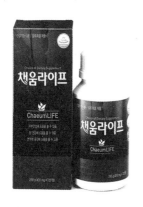

채움라이프에 함유된 핵심 성분은 알로에 베라 추출물이다. 지금까지 많은 제품을 개발해왔지만, 점막과 피부 등 상피세포 재생, 혈관 생성 촉진 등의 효과에 뛰어난 알로에와 비교할 만한 천연산물은 아직 발견하지 못했다.

국내에서 주로 사용되고 있는 종류는 알로에 베라, 알로에 아보레센스, 알로에 사포나리아 등 세 종류이다. 12세기 독일의 약전에 알로에가 수록되기 시작하여 현재는 우리나라를 비롯하여 세계 20여 개국의 약전에 등재되어 있다. 알로에의 효능을 기록한 최초의 문헌은 현재 독일 라이프치히 대학이 소장하고 있는『에베르스파피루스』이다.

독일의 이집트 학자인 게오르크 모리스 에버스가 1873년 고대 이집트 도시였던 테베 지방의 무덤 속 미라에서 발견한 이 문헌은 현재까지 알려진 것 중 가장 오래된 의학 관계 저술에 속한다.

중국에서는 알로에를 '노회'라 부르는데 이는 영어 Aloe의 '로에'를 한 자어로 바꾼 이름이다. 한국, 일본의 문헌에도 알로에를 '노회'라 적고 있다. 우리나라에서 알로에가 언제부터 사용되었는지는 정확히 알 수 없지만, 중국으로부터 한방 치료법과 한약재가 들어왔으므로 꽤 긴 역사를 가졌을 것으로 추측하고 있다. 문헌에 처음 소개된 것은 1610년(광해군 2년) 허준이 지은『동의보감』으로, 거기에서 알로에에 대한 기록을 찾을 수 있다. 고종 때인 1887년『방약합편 증보판』에서도 알로에에 대한 기록을 볼 수 있다.

『한약임상응용』에는 알로에가 사하, 건위, 항진균 작용이 있으며 이를 임상에 응용하기 위해서는 어떻게 처방해야 하는지에 관해서도 자세히 설명되어 있다.

현대의학에서 알로에가 치료에 활용되기 시작한 것은 1930년대부터다. 방사선 피폭으로 생긴 화상에 알로에가 효과적이란 연구 결과가 발표된 것이 계기가 되었다.

1959년 미국 식품의약청FDA은 알로에 연고를 상처 치유 효과를 지닌 약으로 공인했고 그 이후 상처 치유, 세포성장 촉진, 화상·동상 치유, 항균(抗菌)작용, 항(抗)염증 작용, 암 예방 효과, 알레르기 개선 효과, 면역력 증강 효과, 항산화 효과, 혈당강하 효과 등 다양한 효능을 밝힌 연구 논문들이 쏟아져 나왔다.

알로에는 독성이 없으며 오래 사용해도 약효에 대한 내성이 생기지 않아 일반 약과 달리 단위를 높이거나 분량을 늘려야 하는 문제가 생기지 않는다. 또한, 사용을 중단해도 의약품과 같이 리바운드 현상이 일어나지 않는다.

기존의 알로에는 몸을 냉하게 하는 단점이 있어 몸이 찬 사람들은 오래 사용할 수가 없었는데 채움라이프와 채움후에 함유된 알로에는 텍사스 사막에서 자란 알로에 베라를 200대 1로 농축하여 알로에의 단점이었던 몸을 냉하게 만드는 찬 성질이 완전히 개선되었다. 몸이 민감한 사람들은 한 달만 사용해 봐도 배 속이 따뜻해지는 열감을 느낄 정도다. 이 두 제품은 본래 척추질환과 관절질환을 앓고 있는 환자들을 위하여 개발한 것이다.

척추뼈와 뼈 사이의 디스크와 무릎 연골 그리고 인대는 한번 손상을 입으면 완전히 회복되기 어렵지만 호전되는 속도도 매우 더디다. 이런 세포들의 재생을 촉진해주는 제품이다 보니 세포분열이 활발한 콧속, 입술, 구강, 위, 소장, 대장, 안구, 방광, 요도, 자궁, 항문 등의 점막과 혈관 내벽 등의 회복 속도가 빨랐다.

이에 채움라이프는 모든 만성질환에 처방되고 있다. 점막과 혈관 내벽이 회복되면 면역체계가 정상을 되찾게 되고 염증을 스스로 치유할 수 있는 치유력이 생기기 때문이다.

신장병이나 자가면역질환 그리고 당뇨병, 고혈압 등 많은 만성질환의 공통적인 특징은 만성적이고 과도한 염증이다. 이러한 염증을 일반적인 치료, 즉 스테로이드제 등 소염제로 치료할 경우 염증을 스스로 치유할 수 있는 치유력은 떨어지게 된다.

그리고 채움라이프가 개발되기 전에는 상어 연골, 글루코사민, 녹각 등을 먹어내지 못하는 사람들이 많았지만 채움라이프나 채움후와 병용하면 소화력이 약해도 자신에게 필요한 만큼 섭취할 수 있다.

채움라이프에는 알로에 외에도 민들레, 왕느릅나무, 산약(마), 울금, 백출, 글루코사민황산염 등을 첨가하여 기능성을 높였으며 알로에 성분에 알레르기가 있는 사람들도 사용할 수 있게 되었다.

■채움라이프 구성성분

글루코사민: 식약청에서 인정한 기능성 원료 글루코사민은 인체 내에서 천연으로 만들어지는 아미노당이며 뼈, 연골, 손톱, 머리카락, 안구, 심장판막, 인대, 힘줄, 혈관 등 신체 조직의 대부분을 이루는 물질이다. 특히 연골, 뼈, 힘줄, 기타 결합조직의 생산과 관절의 활액을 유지하는 데 필수적인 성분이다.

왕느릅나무껍질(유백피) : 유백피의 기능을 한마디로 요약하면 거악생신去惡生新이다. 병든 부분을 소멸시키고 새로운 조직을 배양해 내는 작용이 강하다는 뜻이다.

민들레: 소염작용이 있고 위와 장을 튼튼하게 해주며 식도가 좁아져 음식을 삼키기 어려울 때 도움이 된다.

산약(마): 주요 성분 가운데 하나인 뮤신이라는 끈적끈적한 점액질이 위장 점막을 보호해 주고 단백질 흡수에 도움을 준다.

울금: 최근 5년 동안 보고된 울금에 관한 연구 논문이 100여 편에 달한다. 인도 음식 카레의 주재료인 울금에 들어있는 색소 커큐민이 이상 세포를 억제해 주고 염증을 유발하는 전사 매개체인 NF-κB의 활성을 억제해주는 것으로 밝혀졌다. 카레를 매일 먹는 인도인의 치매 발생률이 세계에서 가장 낮다고 한다.

백출: 비위를 든든하게 하고 소화를 도우며 몸의 습한 것을 없애주는 작용이 있다.

입소문으로 번져 나가는 영양 치료 제품들

필자가 개발한 영양 치료 제품은 절대 과대광고를 하지 않는다. 소비자는 현명하다. 요즘처럼 인터넷이 발달한 시대엔 과대광고는 금방 들통이 나 버린다. 진실만이 오래간다. 많은 건강식품 회사들이 수년을 버티지 못하고 단명하는 이유가 여기에 있다.

필자의 영양 치료 제품은 입소문으로 거의가 판매된다. 수많은 체험 사례에 나와 있지만 소비자가 먹어보고 몸으로 체험해 이를 이웃과 가족에게 권하는 것이 계속 이어지는 것이다.

06. 인체의 여러 점막을 보호하라! 채움후

채움라이프는 2012년 1월에 개발했고, 채움후는 점막의 중요성을 절감한 1년 후에 개발한 제품이다. 채움후의 주성분(알로에 베라 200대 1 농축)과 함량은 채움라이프와 동일하다. 앞에서도 언급했지만, 세포 손상 부위를 신속하게 아물게 하고 재생시키는 효과는 아직 알로에만 한 것이 없다.

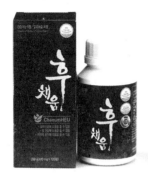

여기에 점막 성장인자가 들어있어서 점막을 빠르게 회복시켜주는 초유를 첨가했다. 그리고 식품의약품안전처로부터 면역 과민반응 개선에 대한 효과를 인증받은 다래와 신장을 튼튼히 하고 통풍의 원인인 요산 수치를 낮춰주는 개다래 열매 등 당뇨나 고혈압 합병증으로 인한 신장병이나 자가면역질환을 앓고 있는 사람들에게 필요한 성분을 첨가했다.

신장병과 자가면역질환 그리고 당뇨병, 고혈압 등 만성질환을 오래 앓은 환자들의 공통적인 특징은 점막과 혈관, 신경이 계속 파괴되는 것이다. 채움후에는 점막과 혈관 재생뿐 아니라 인체의 모든 세포의 신진대사를 촉진하는 기능이 뛰어난 알로에를 주성분으로 하고, 여기에 점막 세포를 재생시켜 단단하게 묶어주는 초유를 첨가했다.

그리고 식품의약품안전처로부터 면역 과민반응 개선에 대한 효과를 인증받은 다래와 신장을 튼튼히 하고 통풍의 원인인 요산 수치를 낮춰주는 개다래열매를 첨가하여 당뇨나 고혈압 합병증으로 인한 신장병이나 자가면역질환과 각종 희귀질환과 만성질환을 앓고 있는 사람들에게 필요한 성분들도 골고루 함유돼 있다.

■채움후 구성성분

초유: 소의 초유에는 세균, 바이러스, 독소 등을 막아주는 면역성분인 면역글로불린IgG도 풍부하지만 점막 성장인자가 들어 있어서 점막을

빠르게 회복시켜주는 역할을 한다. 소의 초유는 사람의 초유보다 면역글로불린이 약 100배 이상 많으며 IGF, TGF 등 뼈와 근육, 신경, 연골의 생성과 유지에 필요한 성장인자도 함유되어 있다. 미국에서는 설파제나 항생제가 나오기 전에 초유를 통해 항균 효과를 얻었다고 한다.

1950년에는 류머티즘성 관절염 치료에, 1962년에는 세이빈 박사가 소의 초유에서 항소아마비 항체를 분리해 백신 개발에 성공했으며, 1980년대 중반부터는 소아과 의사들이 로타바이러스에 감염된 어린이들의 설사 치료에 젖소 초유를 사용했던 기록이 남아있다. 2007년 이탈리아 다눈치오대학교 지아니 벨카로 박사 팀은 초유가 백신만큼 인플루엔자에 효과적이라는 논문을 발표한 바 있다.

참다래농축분말: 국내에서 식품의약품안전처로부터 면역 과민반응 개선에 대한 효과를 인증받은 유일한 천연산물인 다래추출물은 과다 활성화된 면역세포의 반응을 억제해주고 약화된 면역세포를 활성화시켜 면역 과민반응을 개선해준다.

알레르기 항체인 IgE의 과잉생산과 알레르기성 염증세포의 증식을 억제해주는 기능이 있는 다래는 낙엽덩굴식물인 다래나무의 열매로 초록색을 띠며 속은 단맛이 나며 깊은 골짜기에서 자라는 대표적 야생 열매다.

그러나 참다래열매는 성질이 찬 식물이어서 태양인과 소양인 체질로 몸에 열이 많은 사람들에게는 잘 맞지만 몸이 냉한 사람들에게는 잘 맞지 않는다. 이 문제는 다래와 달리 성질이 따뜻해서 오래전부터 냉증, 류머티즘 관절염, 구안와사, 통풍 등에 사용해왔던 개다래나무 열매 추출물을 첨가하여 해결했다.

개다래나무열매: 개다래열매를 충영 혹은 목천료라고도 한다. 신장을 튼튼히 하고 통풍을 다스리는 효과가 뛰어나 예로부터 민간에서 널리 사용되어 왔다. 그동안 신장병과 통풍을 오래 앓았던 사람들 중에서 개다래열매를 사용해봤다는 사람들이 꽤 많았고, 식약처에서도 사용을 허가한 원료여서 제품을 개발하기 위해서 준비 중이었다.

때마침 개다래열매가 효능과 안정성을 검증받아 특허를 취득했다는 사실을 알게 되었다. 건국대학교 산학협력단의 특허[등록 제10-0880712호]가 바로 그것이다. 특허는 목천료자 추출물을 유효성분으로 하는 소염진통제 조성물에 관한 것이다. 알코올 수용액을 추출용매로 하여 일정 함량의 타닌이 함유되도록 제조된 목천료자(개다래열매) 추출물의 효능을 요약하면 다음과 같다.

소염 진통 작용, 급성부종 억제 작용, 급성관절염 억제 작용 등의 항염증 효과가 있고, 독성 실험 결과 안전한 물질로 인정되어 관절염, 부종, 통증 등과 같은 염증성 질환의 치료 및 예방에 효과적이고 안전한 의약품으로 유용하게 이용될 수 있다는 내용이다.

경희대학교 약학대학 약물학 임상약학교실 강효주 교수 등이 약학회지에 기고한 개다래의 고요산혈증 개선활성이란 논문에서는 개다래 에탄올 추출물과 요산 산화효소 저해제를 흰쥐에 경구 투여하고 고요산혈증을 유발하여 uric acid perocidase method를 이용, 혈중요산농도를 측정하였으며 HPLC법에 의해 요중 요산 농도를 측정한 결과 개다래의 혈중 요산치 감소 효과와 항통풍 효과를 확인한 바 있고, 목천료자 추출물의 항산화 작용에 대해서도 보고된 바 있다.

채움후에 함유된 다래와 개다래는 사실 보너스다. 점막 하나만 건강하게 만들어줘도 그 가치는 충분한 것이다. 점막의 역할과 중요성에 대해 한 번 더 살펴보기로 하자. 우리 몸의 바깥 부분은 모두 피부로 덮여 있듯이 눈, 입안, 콧속, 식도, 위, 소장, 대장, 췌장, 간, 폐, 자궁, 방광, 요도, 질, 직장, 항문 등도 모두 점막으로 덮여있다.

점막은 인체 내부와 외부가 만나는 부위로서 외부 유해물질에 대한 1차 방어막 역할을 해야 할 막중한 임무가 부여된 곳이다. 이 점막은 항상 촉촉하고 미끄러운 상태로 유지되어야 한다. 즉 눈에서는 눈물이, 입에서는 침이, 위에는 염산과 소화액들이, 췌장에서는 중탄산염과 소화액과 호르몬들이, 소장과 대장과 신장에서도 적당한 분비물들이, 생식기에서도 적당한 애액이 나와야 건강을 유지할 수 있다.

눈이 건조해서 아픈 것, 눈병이 나는 것이나, 입에서 충치나 구강염증, 잇몸질환이 자주 나는 것, 위에서 소화가 안 되는 것, 영양이 흡수가 안 돼서 살이 찌지 않는 것, 변비와 설사가 계속 반복되거나, 방광염이 자주 걸리는 것, 애액이 안 나와 성교통이 느껴지는 것 등은 모두 점막이 건조해짐에 따라 나타나는 증상으로 점막이 건조해지면 작은 스트레스에도 과민반응을 보이게 되고, 또 각종 병원성 미생물에 대한 방어력이 약해지게 된다.

채움후는 두 번의 조정을 거쳐 개발한 제품이다. 요즘 면역력을 높여주는 건강기능식품이 우후죽순처럼 쏟아져 나오고 있지만, 지금까지 설명한 대로 점막 관리가 우선돼야 한다. 채움후는 처음 출시되었던 제품과는 성분 배합이 다르다. 처음 출시되었던 채움후는 그동안 사용자들로부터 점막과 피부와 장이 좋아지고 면역력이 높아지는 효능에 대한 인정을 받았지만, 면역 불균형을 해소해 주는 부분에 있어서는 조금 부족했다.

다시 설명하면 과도한 면역반응을 일으키는 면역세포와 반대로 면역활동을 억제하는 면역세포의 균형을 맞춰주는 효능에 있어서는 부족했다는 것이다. 이 문제를 해결하기 위하여 1년 동안 3가지 시제품을 만들어 시험한 결과 200 대 1 농축 알로에베라겔 17%에 다래추출물 20%, 개다래추출물 25%를 배합한 것이 적중했다.

07. 영양소를 모두 모은 덩어리! 스피센스포르테

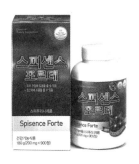

스피센스포르테의 주성분인 스피루리나는 아프리카, 멕시코 등지의 열대지방의 알칼리성이 높고 염분이 많은 호수에서 자라는 플랑크톤류의 미생물로 동물성과 식물성의 혼합 형태를 가지고 있다. 스피루리나에는 주요 영양소인 카로티노이드와 셀레늄을 비롯한 희귀 미네랄과 5대 필수 영양소, 49가지 각종 영양소 성분이 함유되어 있다.

미국 식품의약청FDA을 비롯한 세계보건기구WHO, UNICEF, FAO 등 UN산하 국제기구들이 안정성을 인정하였으며, 러시아에서는 방사능 치료약으로 특허를 받은 바 있다.

스피루리나에는 이제까지 알려진 어느 식품이나 약재보다 많은 기능성 성분이 농축되어 있다. 18종의 단백질(이소로이신, 로이신, 리진, 메치오닌, 시스틴, 페닐알라닌, 티로신, 슬레오닌, 트립토판, 발린, 알긴, 히스티딘, 알라닌, 아스파라긴산, 글루타민산, 글리신, 프로린, 세린), 12종의 비타민(베타카로틴, 비타민 B1, 비타민 B2, 비타민 B6, 비타민 B12, 비타민 E, 나이아신, 이노시톨, 판토텐산, 엽산, 비타민 K, 비오틴), 13종의 미네랄(칼슘, 칼륨, 나트륨, 마그네슘, 인, 철, 유황, 염소, 동, 망간, 코발트, 아연, 게르마늄), 3종의 색소(클로로필a, 카로티로이드, 피코시아닌), 3종의 지질(리놀산, 리놀렌산, 피코시아닌), 4종의 당질(글리코겐, 글루코스람노스, 만노스, 키시로스), 황산화제(SOD 110,000단위) 등의 영양소가 균형 있게 함유되어 있어 천연의 종합영양제로 불리기도 한다.

이 제품은 만성질환을 앓고 있는 환자들에게는 필수적인 제품이다. 특히 당뇨약과 혈압약을 장복하는 환자의 경우 더욱 그렇다. 약을 장기간 복용하게 되면 미량영양소(비타민, 미네랄)를 많이 소모하게 되는데 이 두 제품에는 이를 보충해주는 영양소가 총망라돼 있다.

가장 주목해야 할 점은 베타카로틴ß-carotene의 함유율이다. 스피루리나 10g에는 무려 23,000 IU의 베타카로틴이 함유되어 있는데 이는 비타민 A의 미국 정부 섭취 권고치USRDA의 460%에 해당한다. 베타카로틴은 체내에서 비타민 A로 전환되는 전구체로서 점막 재생에 필수성분이며, 합성비타민이나 동물성 비타민과 달리 많은 양을 장기간 섭취해도 부작용이 없는 장점이 있다.

건강한 사람들의 비타민 A 하루 필요량은 4,000 IU 정도다. 비타민 A는 상당 기간을 견딜 수 있는 양이 간에 저장되어 있기 때문에 결핍증은 결핍이 장기간 계속되었을 때 나타난다는 사실을 기억해야 한다. 이에 증상을 개선하기 위해서는 많은 양을 보충해 주어야 한다.

앞에서 살펴보았던 채움라이프와 채움후 중에서 한 가지와 채움에이스와 스피센스포르테 중 한 가지, 이 두 가지는 모든 질환의 기본 처방이 된다.

척추질환을 오래 앓았거나, 역류성 식도염, 요실금, 변실금, 탈항 등이 있거나 항암치료나 방사선치료를 받는 사람들도 완전 단백질을 충분히 섭취해주어야 한다. 역류성 식도염은 위와 식도 사이에 위치한 괄약근의 조이는 힘이 약해져서 일어나는 것이고, 요실금은 방광 괄약근, 변실금과 탈항은 항문 괄약근이 약해졌을 때 나타나는 증상이다. 근육과 괄약근이 약한 사람들은 운동이 필수지만 완전 단백질이 부족하면 근육이 생기지 않고 괄약근의 신축성도 회복되지 않는다.

스피센스포르테에는 스피루리나에 블루베리 농축분말과 약모밀추출물분말을 첨가했다.

스피센스포르테 하루 섭취량은 6g으로 아주 적은 양이지만 많은 양의 단백질과 녹황색 채소(비타민, 미네랄)를 섭취한 것과 같다. 하루 6g을 섭취하면 시금치 250g, 브로콜리 900g, 호박 1kg, 당근 100g에 해당하는 베타카로틴을 섭취한 것과 같다.

또 한 가지 큰 장점은 단백질, 채소류 등을 마음대로 먹지 못하는 신장병 환자들도 안심하고 섭취할 수 있다는 것이다. 이 제품에 함유되어 있는 단백질과 비타민, 미네랄 등의 영양소는 육류나 채소, 과일을 섭취하는 것과는 달리 혈액 속의 노폐물 농도나 칼륨 수치가 올라가지 않는다.

08. 상어 연골로 만든 건강 엑기스! 샤크플러스

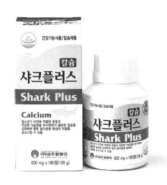

상어 연골은 칼슘과 뮤코다당, 콜라겐의 훌륭한 공급원으로 상어 지느러미와는 비교할 수 없는 저렴한 비용으로 훨씬 더 많은 영양 효과를 얻을 수 있다.

상어 연골의 장점은 콘드로이틴과 글루코 아미노글루칸이라는 성분이 많이 함유되어 있는데, 글루코 아미노글루칸은 글루코사민과 비슷한 작용을 하지만 글루코사민과 달리 당뇨가 심한 환자가 사용해도 혈당 수치가 올라가지 않는다는 것이다.

상어 연골에 대한 연구는 1960년도부터 시작되어 일반인들에게 알려지기까지는 꽤나 오랜 세월이 흘렀다. 상어 연골이 주목을 받게 된 것은 상어 연골에 신생혈관을 억제하는 물질이 존재한다는 것이 밝혀졌기 때문이다. 신생혈관이란 병변 부위에 비정상적인 새로운 혈관이 형성된 것을 말한다.

신생혈관과 관련이 있는 질환 중 가장 대표적인 질환은 암, 특히 고형암(단단한 덩어리로 구성된 종양)으로 미국의 J. 폴크먼 박사에 의해 암의 성장에 신생혈관이 필수적인 조건이라는 가설이 주장되었다.

이후 많은 연구자들에 의해 고형암은 신생혈관 없이는 성장과 전이가 될 수 없다는 사실이 증명되었다. 그래서 상어 연골의 임상실험은 암환자들을 대상으로 한 것이 대부분이다.

암 외에 비정상적인 혈관 증식으로 발생하는 질환으로는 당뇨병성 망막병증, 노인성 황반변성 및 신생 혈관성 녹내장 등 실명에 이르게 하는 안과적 질환이 있으며, 그 외 류머티즘 관절염 및 건선(乾癬) 등의 질환도 있다.

암세포가 생겨나면 주변에 새로운 혈관을 형성하여 영양분과 산소를 공급받으면서 그 세력을 키워나가는데, 눈에 신생혈관이 생성되는 이유나 무릎 연골에 신생혈관이 자라는 것도 이와 유사하다.

인체의 모든 세포와 조직은 산소와 영양공급이 차단되면 죽을 수밖에 없기 때문에 살아남기 위한 자구책으로 스스로가 만든 새로운 혈관을 통해 영양분과 산소를 공급을 받는다. 문제는 비정상적으로 형성된 혈관은 하나같이 정상조직을 침범하여 파괴하는 성질이 있다는 것이다.

암세포는 물론 퇴행성관절염도 비정상적으로 형성된 혈관에 의해 연골이 파괴되는 것이다. 무릎뿐 이니라 어깨, 고관절 등 관절과 관절 사이에 있는 모든 연골도 마찬가지다.

다시 말해 연골이 파괴되는 이유는 연골 주위 결합조직에 있는 모세혈관이 막혀서이다. 연골에는 혈관이 없어 주위 결합조직에 있는 모세혈관으로부터 산소와 영양분을 공급받는데 결합조직에 있는 모세혈관이 막히면서 이를 대신하는 신생혈관이 생기게 되는 것이다.

피부에 생기는 건선乾癬 역시 혈관의 비정상적인 증식으로 인하여 발생하는 질환이다. 이러한 질환은 현재 다양한 연령층에서 발생하고 있지만 근본적인 원인을 치료해주는 의약품은 없다.

디스크나 관절염, 3대 실명 질환(황반변성, 망막증, 녹내장)과 건선의 경우 상어 연골은 필수불가결한 것이다. 하지만 하루 필요량(10g)이 많으므로 소화장애가 나타나지 않도록 보완해주어야 한다.

혈관을 넓혀 혈액순환이 잘 되게 해주는 '징코후'와 신경전달이 잘 되게 해주는 '채움레시틴' 그리고 '상어 연골'의 기능이 합쳐지면 근본적인 치유가 일어나게 된다.

09. 12년간 한결같은 레시피로! 녹천파워맥스

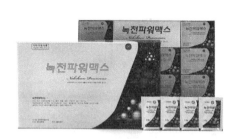

'녹천파워맥스'에는 천마와 상어 연골, 녹각, 콜라겐 성분이 함유되어 있다. 제품을 출시한 지 12년이 지났지만 성분과 배합 비율을 한 번도 바꾸지 않았다.

내가 만난 목 디스크 환자 중에는 정신과 치료를 받는 사람들이 상당히 많았다. 목 디스크가 있으면 뇌로 가는 혈류의 흐름이 원활하지 못하다 보니 뇌에 산소가 부족해 머리가 무겁고 집중력이 저하되는 증상과 두통, 우울증, 조울증, 불면증 등의 증상이 나타나기도 한다.

녹천파워맥스에 가장 많이 함유된 성분은 '천마'다. 천마는 하늘에서 떨어져 마목(麻木: 마비가 되는 증상)을 치료하였다고 하여 하늘이라는 뜻의 천天과 마목麻木의 마麻를 합하여 붙여진 이름이다. 한방에서 뇌혈관순환 장애에 의한 두통뿐 아니라 뇌명(머릿속에서 소리가 나는 증상), 어지럼증, 현기증, 사지가 뒤틀리는 구현증 및 신경쇠약 등에도 쓰이고 있는 약재다.

천마는 동의보감을 비롯한 수많은 한의서에도 그 효능이 세세히 기록돼 있지만 최근 천마에 좁아진 혈관을 확장해주어 혈류량을 증가시켜

주는 '게스트로딘' 성분과 뇌신경세포를 손상하는 베타아밀로이드(단백
질 종류 중 하나) 생성을 억제하여 신경재생에 도움을 주는 '에르고티오
닌'이라는 기능성물질이 발견되어 화제가 되었다. 알츠하이머는 베타아밀
로이드라는 성분이 뇌세포를 손상하면서 발생한다.

또한 천마에는 대사 영양소인 칼슘, 마그네슘, 칼륨 등이 균형 있게
함유돼 있다. 이 세 가지 영양소가 결핍되거나 균형이 맞지 않으면 심장
박동이 비정상적으로 빨라지거나 늦어지거나 불규칙하게 나타나게 된다.

다음은 녹각이다. 녹각의 성분은 상어 연골과 비슷하지만 상어 연골
과 달리 몸을 따뜻하게 해주는 성질을 가지고 있다. 동의보감과 본초강
목 등의 의서에서 신장의 원기인 양기를 도와주고, 부족한 기혈을 보강
해주며, 골수의 조혈기능을 촉진하여 근육과 골격을 튼튼하게 해주는
효과가 있다고 기록하고 있다.

10. 천마 강황 두충으로 건강을 지킨다! 천마파워골드

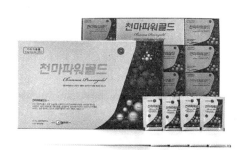

'천마파워골드'에는 뇌 질
환 계통의 질병에 최고의 신약
으로 알려진 천마와 강황 그
리고 두충이 함유돼 있다. 천
마의 효능에 대한 설명은 앞
에서 했으므로 강황과 두충의
효능에 대해 살펴보기로 하겠다.

강황은 성질이 따뜻하고 염증 수치를 낮춰주는 효과가 있다. 강황의
주성분인 커큐민은 치매의 원인이 되는 베타 아밀라제라는 효소를 뇌신

경에 쌓이지 않게 하고 이미 쌓인 베타 아밀라제를 제거하는 역할을 한다.

강황은 관절염과 근육통에 소염 효과가 있고 저하된 기혈氣血 순환을 원활하게 하여 막혔던 경락經絡을 뚫어주는 효능 있다. 경락이란 기가 흐르는 공간, 즉 기가 흐르는 통로를 의미한다.

전신의 기혈은 경락을 통해 흐르면서, 인체 내외의 모든 부분을 연결, 조절, 순환을 하는데 어떤 원인으로 경락이 막혀 순환 속도가 느려지면 영양분의 공급량과 대사산물의 배출량이 동시에 줄어든다. 제때 처리되지 못한 물질은 주변 조직에 다시 스며들어 병리적 반응을 일으키는데 이것이 곧 염증이 되고 발열과 통증을 유발하게 되는 것이다.

천마파워골드에 함유돼 있는 강황은 찌고 말리는 3번의 법제 과정을 거친 것이다. 강황은 최소 3번 정도 찌고 말리는 법제 과정을 거쳐야 효능을 제대로 볼 수 있기 때문이다. 최근 스칸디나비아 '비뇨기학 및 신장학저널'에 실린 논문에서는 강황이 당뇨와 연관이 있는 신장 손상을 예방하는 기능을 하는 것으로 나타났다.

두충은 혈관, 신경, 힘줄, 근육 등의 조직을 소통시켜 몸을 가볍게 해주는 약초이다. 맛은 맵고 달며 약성은 따뜻하고 독성이 없어 한방에서는 신장이 약해서 정기精氣의 쇠퇴로 인한 요통, 무릎이 차고 시린 증상, 몽정, 조루, 소변불리, 자궁이 약해서 생기는 습관성 유산 그리고 성장통을 앓는 어린이들에게도 사용해 왔다.

동의보감에는 "두충이 허리가 조이며 아픈 것과 다리가 시리고 아픈 것을 치료한다."라고 기록돼 있다. 여기서 다리가 시리고 아픈 것은 관절염을 의미하며 허리가 조이고 아픈 것은 근육이 약해져 생긴 요통을 의미

한다.

명의별록에서는 두충은 다리가 시큰거려 땅을 밟을 수 없는 것을 다스린다고 하였고, 일화본초에서는 신장의 허약으로 허리와 등이 굽은 것을 다스린다고 기록하고 있다.

수많은 사람들로부터 효능을 인정받아 보람

식당을 운영하는 사람들은 손님이 많으면 돈을 버는 것도 좋지만 손님들이 "이 집 음식 정말 맛있다. 오랜만에 배부르게 잘 먹었다"라며 엄지척을 해주고 가면 너무나 기쁘고 보람이 있다고 말한다.

필자 역시 식당 주인들의 기분을 100% 이상 이해한다. 필자도 수년간 고심 끝에 또 많은 시행착오를 거친 끝에 나온 영양 치료 제품을 복용한 환자들로부터 감사 인사를 받을 때 뿌듯한 보람과 기쁨이 파도처럼 밀려온다.

아마 병을 치료하거나 수술이 잘되어 질병이 호전된 환자를 보는 의사의 기분도 이와 별반 다르지 않을 것이다. 앞으로도 나의 영양 치료 개발 및 연구로 제품의 효능은 점점 더 극대화될 것이다. 그래서 질병으로 고통받는 환자들에게 기쁨을 줄 수 있도록 부단히 노력할 것이다.

11. 키토산의 영양을 하나로! 키토라인골드

키토라인골드의 주성분은 키토산으로 원료 및 배합 비율을 5번이나 변경한 제품이다. 키토산이란 게나 새우, 가재 등의 갑각류의 껍질에 함유된 키틴Chitin을 우리 몸에 쉽게 흡수할 수 있도록 가공하여 만든 것을 말한다. 일반적으로 말하는 키토산은 순수한 키토산이 아니라 10~

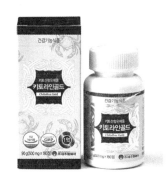

30%의 키틴을 함유하고 있어 키틴과 키토산의 성질을 모두 갖고 있으므로 키틴 키토산이라고 부르기도 한다.

처음 출시했던 제품은 키토산과 필수지방산(오메가-6, 오메가-3)이 같이 함유되어 있어 키토산만 따로 계산하면 일일 섭취량이 840mg에 불과했다. 그럼에도 불구하고 이 제품을 복용했던 척추질환을 가지고 있는 환자 중에서 크레아티닌, 단백뇨, 혈뇨 등의 수치가 떨어졌다는 사람들이 있었다. 필자나 환자나 전혀 기대하지 않았던 효과가 나타나 많이 놀랐었는데, 디스크 병을 오래 앓은 사람 중에는 신장병을 가지고 있는 사람들이 많다는 것을 알 수 있었다. 이를 계기로 키토산 함량을 높여 신장병 환자를 위한 제품을 개발하게 된 것이다.

척추질환과 관절질환을 오래 앓았다면 진단상에는 아무런 이상이 없어도 신장 기능이 약하다는 것을 염두에 두어야 한다.

흔히 신장을 노폐물을 걸러 내는 기관으로 알고 있지만, 한의학에서 말하는 신장은 그 범위가 대단히 넓다. 대뇌하수체大腦下髓體, 갑상선甲狀腺, 부갑상선副甲狀腺, 흉선胸線, 부신副腎, 생식선生殖腺, 섭호선攝護腺(전립선) 같은 것이 모두 신장에 속하기 때문이다. 신장 기능이 약해지면 특히 뼈와 뼈를 둘러싸고 있는 근육과 인대가 많이 약해지게 된다.

5번의 수정을 거쳐 만든 '키토라인골드'는 태블릿 형태로 만들었으며 키토산 일일 섭취량을 1,950mg으로 높였다. 또한, 콜레스테롤, 중성지방, 요소질소, 크레아티닌뿐 아니라 요산 농도를 감소시키는 개다래나무

열매(충영)와 모세혈관을 강화해주는 프로폴리스를 첨가해 기능성을 한 층 더 높였다.

개다래나무 열매는 신장을 튼튼히 하고 통풍을 다스리는 효과가 있는 천연산물이다. 키토산도 요산을 낮춰주는 기능이 있지만 요산 수치를 낮추는 작용 한 가지만 따진다면 개다래나무 열매가 더 뛰어나다.

키토산의 특성과 효능은 체내에 쌓여있는 노폐물이나 중금속을 체외로 배출해주는 것이다. 그런데 키토산은 인체에 유용한 칼슘, 아미노산, 비타민 등은 흡착하지 않고 수은이나 카드뮴 같은 유해한 중금속만을 선별해서 흡착, 배출하는 특징이 있다. 키토산은 천연산물 가운데 유일하게 아미노기NH2라고 하는 분자를 가진 플러스(+)이온의 성질을 가지고 있기 때문인데, (+)이온은 화학적 성질로 (−)이온과 굉장히 붙기 쉬운 성질을 가지고 있다. 흥미롭게도 인체에 축적된 수은, 카드뮴, 납 등의 중금속 성분과 세균이나 박테리아, 바이러스 등은 모두 (−)이온을 가지고 있어 (+)이온을 가진 키토산과 만나면 바로 결합해 버린다. 그러면 죽거나 무해화되어 체외로 배출된다.

키토산은 70년대 공장 폐수 처리용으로 개발되다가 1985년 일본 문부성이 전국의 13개 대학에 연구비를 지원하며 키토산에 대한 기초 종합 연구가 시작되었다.

키토산 연구 초기에는 폐수 처리 분야의 응집제, 중금속 포집제 등으로 실용화가 시작되었고, 독성 및 부작용 실험에서 안전성이 확인되었다. 1993년에는 일본의 일만 명 이상의 의사들이 키토산을 환자들의 치료에 사용하기 시작했으며 키토산의 효능에 대한 연구 논문 및 자료는 국제키토산학회 등에서 보고되고 있다.

1998년 한국어로 번역되어 출간된『암을 극복하는 수용성 키토산』에는 중국 북경시에 있는 북경대학 부속병원 및 상해시의 상해 장해 병원과의 협력으로 신장병 환자와 만성 B형 간염환자를 대상으로 3~6개월 동안 실시한 키토산의 효능에 대한 임상시험 결과가 나와 있다.

북경대학은 일본의 동경대학에 필적할 정도의 전통을 가진 대학이다. 북경대학 부속병원은 종합병원으로 높이 평가받고 있지만 특히 신장병에 관해서는 중국 국가가 인정하고 보증하는 병원이다.

이 병원의 부원장인 리 레이시 교수는 국제 신장학회 이사이며 아시아 신장학회 상무이사를 겸하고 있는 신장병의 세계적인 권위자이다. 리 교수는 혈액투석을 받고 있는 신부전증 환자 80명을 대상으로 키토산을 이용해 임상실험을 실시했다. 환자들에게 하루 세 번 3개월 동안 키토산을 투여하여, 키토산을 투여하지 않은 집단과 대조 실험을 진행했다.

그 결과를 정리한 것이『Effect of Chitosan on Renal Function in Patients with Chronic Renal Failure: 신부전 환자의 신장 기능에 대한 키토산의 효과』이다. 이 결과를 국제회의에서 발표했으며, 그 요지는 다음과 같다.

키토산을 투여한 환자를 면밀히 관찰한 결과 적혈구 수 증가, 빈혈 개선, 체력 증진 및 요독증 증세 경감 등의 효과가 나타났다. 그리고 혈중 지질 농도 개선, 요소질소 농도 저하, 영양상태 개선 등의 효과가 있었으며 체력증강, 식욕 증진, 소변 냄새의 경감 혹은 소실, 전체적인 가려움증의 경감이 확인되어 실험은 만족할 만한 수준이었다.

인의 배출량도 확연히 증가했고 환자들의 피로도가 현저하게 줄어들었으며 지구력도 증가한 것으로 나타났다. 피로감이 줄어들고 근력과 지구력이 증가하게 된 주된 요인은 적혈구의 증가에 있었다. 적혈구 증가는 산소를 전달할 수 있는 헤모글로빈양의 증가로 이어져 각 장기에 산소를 원활히 공급할 수 있게 된다.

12. 병을 이길 체온을 상승시킨다! 맹산옻닭발

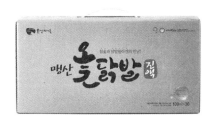

필자가 옻에 관심을 가지게 된 것은 체온을 올리는 데는 옻이 가장 효과적이라는 사실을 알고 있었기 때문이다. 한약재인 부자도 몸을 따뜻하게 데워주는 효과가 강하지만 독성이 강해서 장기 사용은 어렵다. 옻에도 알레르기를 유발하는 '우루시올'이라는 성분이 들어있지만 최근 옻에서 우루시올을 제거하는 데 성공하여 이제 누구나 안심하고 또 힘들이지 않고 간편하게 섭취할 수 있게 되었다.

『본초강목』에는 옻이 만성위장병, 부인병, 자궁근종, 생리통, 중풍을 다스리며 골수를 채워주고 뼈가 부러지고 다친 것과 근육, 뼈, 힘줄을 이어주고 어혈을 풀어 준다고 기록되어 있다.

나는 10여 년 동안 전국 각지에서 생산되는 옻을 원료로 만든 제품들을 하나하나 검토해 보았다. 옻의 효능은 산지와 옻나무의 나이 그리고 제조 방법에 따라 차이가 많았고 껍질, 속, 줄기, 뿌리 등 각 부분에 따라서도 차이가 있었다.

옻의 대표적인 효능은 체온을 높여주는 것과 항암 효과다. 옻에는 우루시올이라는 성분이 함유되어 있어 알레르기를 유발하지만 대신 항암작용과 항균작용이 매우 강하다. 그러나 건강식품으로 유통되고 있는 옻 제품은 알레르기를 일으키는 우루시올 성분을 제거했기 때문에 항암 효과를 기대하기는 어렵다.

옻은 여성들의 생리통에도 탁월한 효과를 나타낸다. 생리통은 현대의 학에서는 속수무책이다. 산부인과에서 진찰을 받고 자궁내막증이나 자궁근종이 있는지 확인한 후 이상이 없으면 진통제나 저용량의 피임약을 처방받는 게 전부다. 생리통은 대부분 복부냉증 때문에 생긴 병이기 때문에 몸이 따뜻해지면 쉽게 회복되는 것이다.

13. 소화를 돕고 근육을 만드는 초유

초유는 소음인이나 태음인 가운데 체질이 냉하고 위염과 위궤양이 자주 발생하거나 자율신경 장애로 호르몬을 조절하는 기능이 저하된 사람들에게 아주 적합한 제품이다. 이들의 경우 기본적으로 처방되는 제품의 양을 절반으로 줄이고 초유를 추가하여 사용하면 일석이조의 효과를 얻게 된다. 음식을 먹기가 힘들 정도로 입안과 식도, 위와 장에 염증이 깊거

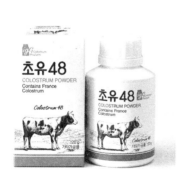

나 심해도 기본 처방과 초유를 병용하면 우선 목 넘김이 부드러워지며 속이 편안해지는 것을 바로 느낄 수 있다. 인체의 호르몬을 활성화해주는 여러 종류의 기능성식품이 있지만, 몸이 냉하고 소화 기능이 약해 운동을 해도 근육이 생기지 않는 사람들에게는 초유를 적극 권

한다.

초유에는 성장물질 중 가장 중요한 성장호르몬과 인슐린 유사 성장인자가 함유되어 있다. 초유는 송아지가 태어난 뒤 72시간 이내에만 나오는데 사람의 초유보다 면역글로불린인 IgG가 100배 이상, 성장인자가 10~20배 이상 많은 것으로 알려져 있다. 참고로 본 제품은 48시간 이내에 수거된 초유이며 분말 형태의 제품이다.

필자는 초유 덕을 많이 본 사람이다. 소염진통제와 근육이완제 등의 부작용으로 엉덩이 근육이 죄다 빠져 한 시간 앉아 있는 것도 어려웠는데 하루 8시간씩 1년 이상 앉아서 책을 쓸 수 있었던 것은 초유로 인해 가능했던 것이다.

14. 위장병의 최고수! 위앤정

위앤정은 위장병을 오래 앓아 소화력이 약해지고 체력이 떨어져 정상적인 생활이 어려운 사람들을 위하여 만든 제품이다.

식후에 잠깐 입안에 머금고 있다가 눅눅해졌을 때 넘기면 효과를 많이 볼 수 있다. 위앤정에는 침향과 백출 그리고 감초가 함유돼 있으며 환으로 만들어져 목 넘김이 수월하다. '징코후'와 '채움레시틴'과 함께 사용하면 혈액순환과 신경전달이 좋아져 저하된 위장 기능이 빠른 속도로 회복된다.

침향: 침향의 원산지는 인도차이나 지역이다. 우리나라에서도 예부터 침향을 귀한 약재로 여겼다. 세종실록을 보면 영의정 김전이 병이 위독하여 침향강기탕을 조제해 쓰려고 하나 침향을 구하지 못하고 있다는 사

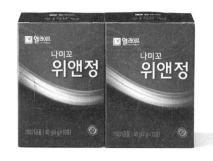

실을 정원이 왕에게 아뢰자 왕이 침향을 하사해 목숨을 구했다고 적혀 있다.

침향은 아열대성 나무인 침향수의 내부에 수백 년의 오랜 세월 동안 응결 형성된 나무의 수지 부분을 말한다. 침향나무는 수백 년 동안 성장하면서 상처가 생기면 나무 스스로 그 상처를 치유하기 위해 물질을 분비하게 된다. 이렇게 분비된 물질이 수백 년 동안 굳어져서 수지 덩어리를 만들게 되는데 이 수지 부분이 바로 약재로 쓰이는 침향이다.

침향은 체온이 일정 온도 이상 되면 기를 발해 몸속의 나쁜 기를 내려주고 막힌 곳을 뚫어주는 기능이 있으며 심장, 간장, 신장, 비장, 위장까지 우리 몸의 오장육부 어느 곳 하나 그 작용이 미치지 않는 곳이 없다고 한다.

백출: 백출은 위액의 분비와 위의 연동운동을 왕성하게 하여 소화 흡수력을 높이고 간장 기능과 신체의 저항력을 증강시키는 효과를 얻을 수 있어 비위 허약으로 인한 소식, 만성위장염, 소화불량, 복통, 설사, 더부룩함 등의 병증과 임신 중 비위 허약으로 인한 태기 불안을 다스리는 효능이 있다.

감초: 감초는 허약해진 몸을 보강해주는데 특히 위가 약하여 소화가 잘 되지 않을 때 도움을 준다. 단맛은 기본적으로 몸에 영양분을 공급해

주고 긴장된 몸을 이완시켜주는 작용을 한다.

또한 감초는 모든 약의 독성을 없애주고 72종의 광물성 약재와 1200종의 식물성 약재를 조화시켜 효능을 잘 발휘하도록 해주고 다른 약재로 인한 위장 손상을 방지해주는 역할도 한다.

15. 대사증후군의 종합 치료! 장박사

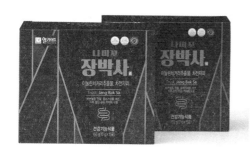

'장박사'는 콜레스테롤, 혈압, 혈당치 중 2개 이상의 수치에 이상이 생긴 경우, 즉 대사증후군으로 판단되는 사람들에게 적합한 제품이다. 대사증후군은 '장박사'와 혈관을 넓혀주고 신경 전달이 잘 되도록 해주는 '징코후'와 '채움레시틴'을 함께 사용한다.

대사증후군이란, 뇌심혈관 질환 및 당뇨병의 위험을 높이는, 체지방 증가, 혈압 상승, 혈당 상승, 혈중 지질 이상 등의 이상 상태들의 집합을 말한다.

다음 5가지 항목 중 3가지 이상에 해당하는 경우는 대사증후군으로 판단할 수 있다.

1. 복부비만: 허리둘레 남성 90cm(35인치) 이상, 여성 85cm(33인치) 이상. 2. 혈압: 수축기 혈압 130mmHg 이상 또는 이완기 혈압 85mmHg 이상. 3. 혈당: 공복혈당 100mg/dL 이상. 4. 중성지방혈증

: 중성지방 150mg/dL 이상. 5. HDL 콜레스테롤혈증: HDL 콜레스테롤 남성 40mg/dL 미만, 여성 50mL/dL 미만.

대사증후군은 한마디로 섭취한 영양분을 에너지로 바꾸는 대사능력이 떨어져 각종 만성질환을 유발하는 위험인자들이 모여 있는 상태이다. 따라서 방치할 경우 혈압상승, 고혈당, 고지혈증, 통풍, 미세단백뇨 등의 증상들이 한꺼번에 발생할 수 있기 때문에 반드시 사전에 차단해야 한다.

대사증후군은 병원에서 약을 권하는 시기, 즉 혈압이 140 이상, 공복혈당이 110 이상, 중성지방이 170 이상 나온다면 이때를 놓쳐서는 절대 안 된다.

일단 약을 쓰게 되면 약을 끊는 것이 어렵기 때문인데, 특히 당뇨와 고혈압은 전 단계 때 수치를 낮춰주지 않으면 대부분 평생 약을 복용하게 된다.

다이어트를 목적으로 한다면 장박사를 1회 10g씩 하루 3회 식전에 섭취한다.

16. 몸에 좋은 잡곡을 다 모았다! 교원통곡식

교원통곡식은 찰현미와 현미, 찰흑미, 녹미, 홍미 등을 찌고 말린 다음 볶아서 만든 제품이다. 잡곡밥 대용으로 그냥 씹어 먹거나 뜨거운 물을 부어 누룽지처럼 먹을 수도 있다.

교원통곡식은 집에서 잡곡밥을 해 먹을 수 없거나, 식당에서 자주 식사를 해야 하는 사람들에게 유용한 제품으로 식후에 후식으로 10~20g 정도 섭취하면 잡곡밥을 먹은 효과를 얻을 수 있다.

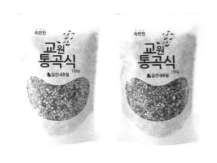

교원통곡식은 100% 유기농 곡식을 쪄서 숙성 과정을 거친 다음 완전히 건조시킨 후에 쇠솥에 넣고 볶는 과정을 거쳐 만들어지는데, 쇠솥에 넣고 볶을 때 겉껍질 부분인 섬유질이 반쯤 탄화炭化되는 것이 포인트다. 이렇게 만들어진 통곡식에 함유된 미네랄은 몸에 아주 잘 흡수된다.

또한 약알칼리성을 띠고 성질이 따뜻하며 몸속에 있는 독소들을 흡착하고 분해하여 씻어내는 효력이 강하다. 단백질이나 기름기가 많은 것을 태우면 발암물질이 생기지만 곡식을 태우거나 나무를 태운 숯은 천연의 해독제다. 이런 까닭에 우리 조상들은 예부터 설사, 소화불량, 이질, 장염 등이 생겼을 때 각종 나무의 숯가루를 약으로 복용해 왔던 것이다.

그러나 숯을 오래 사용하는 것은 좋지 않다. 숯은 입자가 날카로워서 오래 복용할 경우 소화기관 점막에 상처를 남길 수 있기 때문이다. 통곡식은 숯과 같이 완전히 탄 것이 아니고 영양이 그대로 살아있으며 부드러워서 점막을 손상시키지 않는다.

또한 통곡식은 약알칼리성을 가지고 있어 체액이 산성으로 기울어져 있는 신장병, 당뇨, 천식, 폐기종 환자들에게 매우 효과적이다.

No.1

막힌 혈관을 뚫어라!
징코후

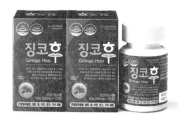

주요 배합 성분

은행잎추출분말
유백피(왕느릅나무껍질)농축분말

● 내용량 60g(500mgX120정)

No.2

온몸의 사령탑, 뇌를 건강하게!
채움레시틴

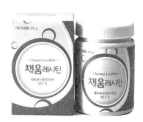

주요 배합 성분

레시틴, 초유

● 내용량 300g

No.3

면역력은 높이고 혈관은 활짝 열고!
채움하나로

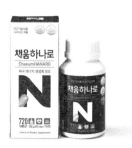

주요 배합 성분

니코틴산아미드, 표고버섯균사체추출분말
맥류약엽엽록소, 알로에겔분말

● 내용량 288g(400mgX720정)

No.4

신경세포를 가득 채우라!
채움에이스

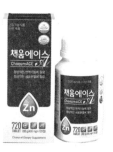

주요 배합 성분

아연, 맥주건조효모, 비타민나무열매분말
두충잎추출분말

● 내용량 288g(400mgX720정)

No.5

천연산물 알로에 베라의 결정체!
채움라이프

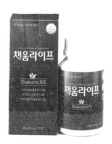

주요 배합 성분

알로에베라겔농축(200:1), 글루코사민산
염분말, 왕느릅나무껍질추출분말
민들레추출분말

●내용량 288g(400mgX720정)

No.6

인체의 여러 점막을 보호하라!
채움후

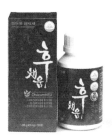

주요 배합 성분

알로에베라겔농축(200:1), 초유
개다래나무추출물분말, 참다래농축분말
삽주뿌리(백출)추출물분말

●내용량 288g(400mgX720정)

No.7

영양소를 모두 모은 덩어리!
스피센스포르테

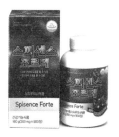

주요 배합 성분

스피루리나원말, 블루베리농축분말
약모밀(어성초)추출분말

●내용량 180g(200mgX900정)

No.8

상어 연골로 만든 건강엑기스!
샤크플러스(상어 연골)

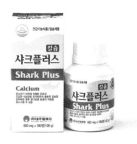

주요 배합 성분

상어연골, 콘드로이틴, 우슬초추출물분말

●내용량 108g(600mgX180정)

12년간 한결같은 레시피로!

녹천파워맥스

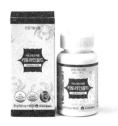

주요 배합 성분

천마, 상어 연골, 녹각, 콜라겐

● 내용량 315g(3.5gX90포)

천마 강황 두충으로 건강을 지킨다!

천마파워골드

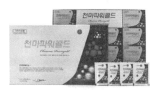

주요 배합 성분

천마, 강황, 두충, 생선콜라겐

● 내용량 315g(3.5gX90포)

키토산의 영양을 하나로!

키토라인골드

주요 배합 성분

키토산분말, 프로폴리스추출물분말
개다래나무열매추출물분말

● 내용량 90g(500mgX180정)

병을 이길 체온을 상승시킨다!

맹산옻닭발

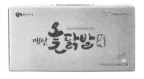

주요 배합 성분

옻나무추출물, 닭발추출물, 홍화혼합추출물

● 내용량 100mgX60포

No.13

소화를 돕고 근육을 만드는
초유48

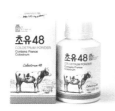

주요 배합 성분

초유100%

●내용량 120g(초유 100%)

No.14

위장병의 최고수!
위앤정

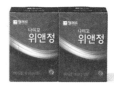

주요 배합 성분

삽주뿌리(백출)분말, 감초분말
침향나무수지가침착된간목

●내용량 240g(4gX10포X6박스)

No.15

대사증후군의 종합 치료!
장박사

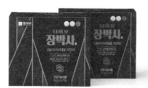

주요 배합 성분

이눌린, 치거리, 차전피분말
아로니아농축액, 알로에아보레센스

●내용량 600g(10gX15포X4박스)

No.16

몸에 좋은 잡곡을 다 모았다!
교원통곡식

주요 배합 성분

유기농찰현미, 유기농현미, 유기농찰흑미
유기농녹미, 유기농흑미

●내용량 150g

일진내츄럴에서 개발하여 보급하고 있는 제품들은 한 업체가 아니고 여러 업체에서 생산되고 있습니다. 20년 이상의 경험과 제조 노하우를 갖춘 업체라도 분말, 과립, 환, 연질캡슐, 액상 등 제품에 따라 기술력의 차이가 있기 때문입니다. 일진내츄럴의 제품들은 현재 (주)네추럴웨이, (주)비엔케이, (주)엘라이프, (주)엠에스바이오텍 등 GMP 제조기준을 갖춘 업체에서 생산하고 있으며 일부 품목은 일본, 미국, 캐나다, 뉴질랜드 등에서 수입한 제품을 공급하고 있습니다.

고객상담 전국 어디서나 ☎**1688-1477** | **02) 569-9732** | **(053) 429-6606** | **051) 811-2178**
일진내츄럴 홈페이지 www.ijnat.com

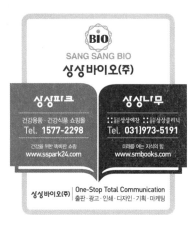

상상바이오(주) | **One-Stop Total Communication**
출판·광고·인쇄·디자인·기획·마케팅

상상나무와 함께 지식을 창출하고 미래를 바꾸어
나가길 원하는 분들의 참신한 원고를 기다립니다.
한 권의 책으로 탄생할 수 있는 기획과 원고가 있
으신 분들은 연락처와 함께 이메일로 보내주세요.

이메일 : ssyc973@daum.net